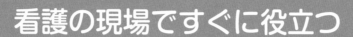

ナースのためのスキルアップノート

看護の現場ですぐに役立つ

感染症対策の キホン

第2版

患者さんが安心できる処置が身に付く！

大口 祐矢 著

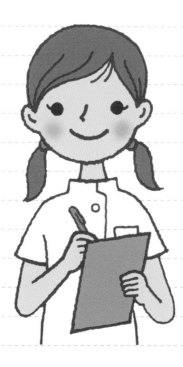

秀和システム

はじめに

　筆者自身、新人看護師（ナース）から数年間は、日々の看護業務を行う
だけで、精一杯な時期がありました。先輩看護師に相談しても、なかな
か知識を再確認する場がないのが、臨床現場です。

　新人看護師のときには、経験がない処置に対して、先輩看護師が一緒
に行ってくれますが、2年目以降は、どんなに知識や経験がなくても当
たり前のように、一人で行わなければいけません。正しい知識をつける
ことは、看護師にとって大変重要な意味を持っています。

　感染症対策の知識は、自分自身の身を守ることはもちろん、患者さん
に安心、安全な入院生活を送ってもらう上でも必要不可欠です。

　なんとなくの感覚で看護業務を行ってしまうと、思わぬ針刺し事故を
起こしてしまいますし、院内感染という大きな問題に発展することもあ
ります。感染症を引き起こすウイルスや細菌は、肉眼で確認することが
できません。そのため、ついつい感染症対策が疎かになりがちなのです。

　新人看護師から数年間は、あっという間に過ぎ去った記憶がありま
す。日々の看護業務に疲れ、一から調べる余裕はないでしょう。

　本書は、「感染症対策における基礎知識」「臨床現場でよく見かける感
染症」「処置に対しての感染症対策」「事例を通しての感染症対策」「病棟
以外の部署での感染症対策」で構成しています。

　この構成にした理由は、現場ですぐに役に立つことが、臨床現場の看
護師に求められているからです。本書を通して、正しい感染症対策を行
うことができれば、筆者として嬉しく思います。

　新型コロナウイルスが世界中に猛威を振るう中、感染症対策需要の高
まりを受けて、このたび第2版を出版する運びとなりました。感染症を
もらわない行動、うつさない行動を心がけ、この危機を一緒に乗り越え
ていきましょう。

2020年8月　大口　祐矢

看護の現場ですぐに役立つ

感染症対策のキホン［第2版］

contents

1 感染症対策の基本をマスターする

chapter 2 病院で見かける感染症と感染症対策を マスターする

chapter 3 施設や在宅でよく見かける感染症と 感染症対策をマスターする

chapter 4 病院での処置に対する感染症対策を マスターする

^{chapter}
5 感染症対策を事例からマスターする

chapter 6 様々な場所での感染症対策をマスターする

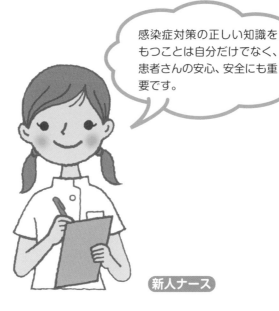

感染症対策の正しい知識をもつことは自分だけでなく、患者さんの安心、安全にも重要です。

新人ナース

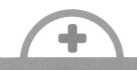

本書の特長

「感染症対策といっても、たくさんの方法や感染経路があるから、臨床現場でどう活かしていいかわからない」

こんな声をよく聞きます。本書では、臨床現場でよく見かける感染症対策について、即実践、即行動ができるレベルになることをコンセプトに説明してみました。

役立つ ポイント1 臨床現場でよく感じる疑問を解決できる

感染症対策を調べても、なかなか臨床現場にマッチした解説書はないと思います。ガイドラインを見ても、難しく書かれていて、「結局、どう対応したらいいの？」と感じてしまいます。

短時間で理解ができるように、各項目のタイトルは簡潔にしました。

役立つ ポイント2 臨床現場ですぐに役立つ、正しい基礎知識を身につけることができる

正しい知識を身につけたくても、臨床現場の看護師は、時間が足りないと感じます。

本書は感染症対策にぜひとも必要なポイントを厳選して説明していますので、短時間で必要な知識を身につけることができます。

役立つ ポイント3 ベテラン看護師のアドバイス

各項目のタイトルに対して、一番大切だと思われる内容を、ちょっとしたアドバイスというかたちで記載しています。基礎知識と一緒に覚えることで、より理解を深めることができます。

役立つ
ポイント4　**感染症対策に必要な根拠がわかる**

「そうするように言われたから、なんとなくこの感染症対策を行っている」

　これでは、正しい感染症対策とはいえません。看護学生時代にも、"根拠"を追求してきたはずです。臨床現場でも当然同じで、理解をした上で行う感染症対策と、なんとなく行う感染症対策とでは、雲泥の差があります。
　本書では、看護師に大切な"根拠"を理解することができます。

役立つ
ポイント5　**事例を通して、さらにイメージをつかみやすい**

　本書の各項目では、臨床現場ですぐに役立つ内容にしていますが、chapter 5では、事例を通して、さらに臨床現場を近い状態で思い浮かべることができるようにしています。場面が同じだと、イメージをつかみやすいはずです。

　本書を多くの看護師に見ていただき、臨床現場の感染症対策に活かしていただければ嬉しく思います。

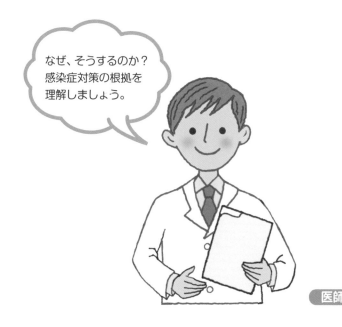

なぜ、そうするのか？
感染症対策の根拠を
理解しましょう。

医師

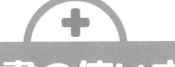

本書の使い方

　本書はchapter 1からchapter 6までで構成されています。

　感染症の基礎知識から臨床現場ですぐ使える感染症対策の知識まで記載しています。順番に読んでいただくことで、学習しやすい構成にしていますが、臨床現場で疑問に思った点を中心に読んでいただいても、短時間で学べるようにしています。

・一から順番に感染症対策を学ぶ
・必要な情報を調べるために使用する
・知識を再確認し、感染症対策への理解を深める

　このように、本書を有効活用してみてください。

chapter 1　感染症対策の基本をマスターする

　すべての感染症対策の基本となる部分です。感染症対策の基本をマスターすることで、臨床現場に活かすことができます。

chapter 2　病院で見かける感染症と感染症対策をマスターする

　基礎知識と臨床現場でよく見かける感染症とその対策をマスターすることで、臨床現場ですぐ行動できるレベルになれます。

chapter 3　施設や在宅でよく見かける感染症と感染症対策をマスターする

　施設や在宅でよく見かける感染症とその対策をマスターすることで、地域でも活躍できる看護師になることができます。病院で発生する感染症も多く含まれていますので、しっかり学習しましょう。

chapter 4　病院での処置に対する感染症対策をマスターする

　患者さんに提供する一つひとつの処置は、安全でなければいけません。処置に対しての感染症対策を理解することは、患者さんの安全を守ることを意味します。

chapter 5　感染症対策を事例からマスターする

　臨床現場に起きやすい事例を確認することは、感染症対策のイメージを膨らませ、学習効果を高めます。また同じ事例の場合、すぐに臨床現場に活かすことができます。

chapter 6　様々な場所での感染症対策をマスターする

　感染症が発生する場所は、病棟だけではありません。様々な部署の感染症対策を理解することは、感染症の理解を深めることにつながります。

この本の登場人物

本書の内容をより的確に理解していただくために
医師、ベテランナース、先輩ナースから、アドバイスやポイントの解説をしてもらいます。
また、新人ナースや患者さんも登場します。

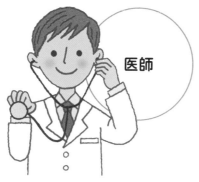

医師

病院の勤務歴8年。的確な判断と処置には定評
があります。

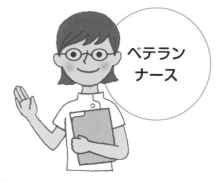

ベテラン
ナース

看護師歴12年。優しさの中にも厳しい指導を信念
としています。

先輩
ナース

看護師歴5年。新人ナースの指導役でもあります。

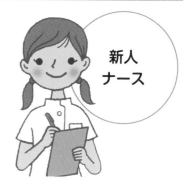

新人
ナース

看護師歴1年。感染症対策について、「Nurse
Note」をまとめながら、勉強しています。

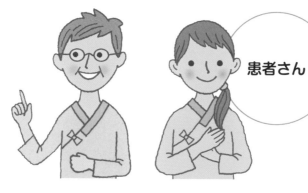

患者さん

患者さんからの気持ちなどを語っていただきます。

chapter 1

感染症対策の基本を
マスターする

感染症対策の基本は、臨床現場において
必ず必要な基礎知識となります。
まずは、それぞれの感染症対策の基本を
学んでいきましょう。

感染症対策はなぜ必要なのか

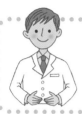

「感染症対策をしましょう」と言うのは簡単ですが、感染とはどういうことなのかを理解していないと、感染症対策はできないですよね。まずは、感染をするとどのようなデメリットがあるのかを理解する必要があります。

 ## 感染と感染症とは

感染とは、何らかの原因で、ウイルスや細菌などの病原微生物が、人間の体内に入り込むことをいいます。

感染症というのは、人間の体内に侵入した病原微生物が、発熱や咳、下痢といった好ましくない症状を引き起こした状態をいいます。

●臨床で見かける代表的な感染症

臨床現場において、よく聞かれる感染症は下記のとおりです。インフルエンザとノロウイルスはウイルスによる感染症、MRSAと緑膿菌は細菌による感染症ですので、覚えていきましょう。詳しくはChapter 2で解説します。

- **インフルエンザ**：38度以上の高熱が急激に出て、風邪症状に似た鼻汁、咽頭痛などが出る。

- **ノロウイルス**　：少量のウイルスで感染し、嘔吐や下痢などの症状が出る。

- **MRSA** ＊　　　：メチシリン耐性黄色ブドウ球菌。抵抗力のない患者さんが感染すると、重症化しやすい。また抗生剤が効きにくい。

- **緑膿菌**　　　　：湿潤環境を好む、水まわりが好きな菌。MRSAと同様、抗生剤が効きにくい。

＊ MRSA　Methicillin-Resistant Staphylococcus Aureusの略。

感染症対策は、そもそもなぜ必要なの？

入院している患者さんが、次々と感染症にかかってしまうことを考えると、恐ろしいですよね。

医療従事者の手を介して感染することが多いといわれているので、感染症対策は重要になります。

●感染症対策が必要な理由

・病原微生物は肉眼で確認することができない。

・肉眼で見えないと、感染症対策についての意識が薄くなることがある。

・少しうるさいくらいに感染症対策を行うのが、ちょうどいい。

・患者さんはもちろん、自分自身の身を守るためにも必要。

細菌やウイルスは、肉眼では見えません。

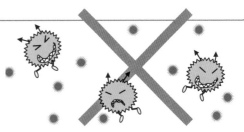

感染症対策のポイントとは？

闇雲に感染症対策を覚えたとしても、臨床現場に活かすことは難しいものです。それぞれの感染症のポイントを覚えることが大切になります。

・感染症には、それぞれの特徴がある。

・特徴を理解した上で、感染する可能性があるところに、感染症対策を行う。

・感染する可能性がない感染症の対策を立てても、時間の浪費。

感染症を制するためには、感染症の特徴を理解した上で感染症対策をすることが大事です。

ベテランナース

感染経路

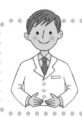
では、どうやって感染に至るのかを説明していきます。「感染した」というのは、何らかの感染経路をたどって、病原微生物が侵入したことを意味します。ということは、感染経路を遮断できれば、「感染しない」はずですよね。

✚ 感染経路を遮断するためには

感染の広がりには主に6つの経路があります。

●主な6つの感染経路

- **接触感染**：直接、手に触れることで感染が成立する状態。

- **介達感染**：食中毒など、汚染された食物を摂取することで、感染が成立する状態。

- **飛沫感染**：咳やくしゃみなどに含まれる病原微生物を吸い込むことで、感染が成立する状態。

- **空気感染（飛沫核感染）**：空気中に存在する病原微生物を吸い込むことで、感染が成立する状態。

- **経口感染**：感染していた動物の肉、または糞などで汚染された水を摂取することで、感染が成立する状態。

- **血液感染**：血液に直接触れたり、針刺し事故を起こしたりして、血液中の病原微生物に感染してしまった状態。

感染症には必ず原因があります。感染経路がわかれば、感染経路別の予防策がより効果的です。

ベテランナース

●接触感染

医療従事者の手や医療器具に直接触れる、または手すりやドア、カーテンなどの環境から間接的に触れることで、病原微生物が付着して、感染が成立する状態をいいます。

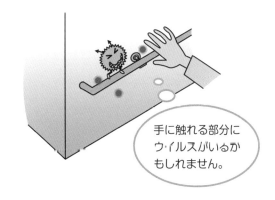

手に触れる部分にウイルスがいるかもしれません。

●介達感染

汚染されたものを摂取して感染する状態をいいます。食中毒をイメージするとわかりやすいでしょう。

●飛沫感染

患者さんの咳やくしゃみあるいは気道吸引によって飛散する病原微生物が、他人の粘膜に付着し、感染する状態をいいます。上気道炎（つまり風邪）症状によるウイルス感染症が多いです。

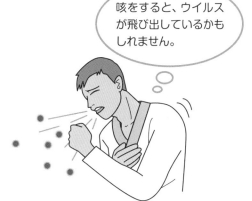

咳をすると、ウイルスが飛び出しているかもしれません。

●空気感染（飛沫核感染）

飛沫として飛散した病原微生物が、空気中に長時間存在し、それを吸い込んでしまうことで感染する状態をいいます。代表的なのは、結核や水疱瘡になります。N95マスク（本文35ページ参照）を使用して、病原微生物を吸い込まないように予防する必要が出てきます。

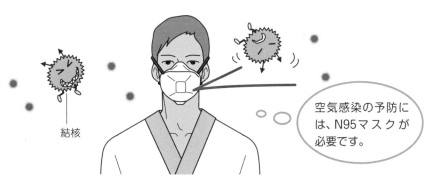

結核

空気感染の予防には、N95マスクが必要です。

●経口感染

感染していた動物の肉、または糞などで汚染された水を摂取することで、感染する状態をいいます。代表的なものにO-157があります。

●血液感染

注射や輸血などの医療行為、針刺し事故を起こした場合、血液中の病原微生物から感染する状態をいいます。代表的なのは、B型肝炎、C型肝炎、HIVでしょう。

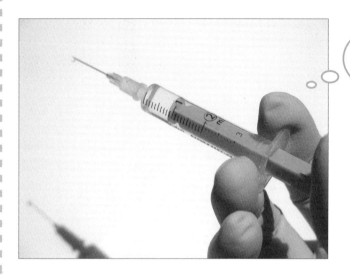

血液＝感染症の危険があります。

column

感染症対策を楽しく覚えるには？

楽しくないことを覚えようとするのは、なかなか大変です。いま、読んでいるあなたも、人生の中で経験したことがあるはずです。逆に、楽しいと思えたことは、吸収するスピードも速かった経験があるでしょう。

感染症対策が大事だということは、ほぼすべての医療従事者が理解していますが、ただ感染症対策を覚えようとするだけでは、つまらないし、覚えるのが大変です。じゃあ、どうしたら覚えやすくなるでしょう。

臨床現場では、感染症対策について困ったこと、話題に上がっていることがあります。その分野について、資料や講習会があれば、興味があるので参加したくなりますよね。それをきっかけにして、感染症対策の勉強を楽しいと思うことができれば、たくさんの知識を身につけられるようになります。

手指衛生

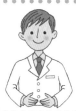

臨床現場においく、|手指衛生は、1患者1処置で行いましょう」と指導されますよね。なぜ、手指衛生をしっかり行うことが、感染症対策となるのでしょうか。ここでは、手指衛生の必要性と選択肢について、説明していきますね。

手指衛生は、なぜ一番大事なの？

すべての感染症対策において、一番大事な基礎になります。しっかりと理解しましょう。

- ・ 手指には常在菌が存在していることを理解する。
- ・ ドアやカーテン、手すり、そして患者さんに触れることで、通過菌と呼ばれる別な菌も付着する。
- ・ これらの菌が、看護ケアや処置を通して、感染を引き起こしてしまう原因となる。
- ・ 手指衛生を行うことで、医療者の手から感染するのを防ぐことができる。

手指衛生の選択肢とは？

手指衛生といっても、状況に応じて、様々な方法があるのを覚えておきましょう。

●手指衛生の方法

- ・ 擦式アルコール消毒による手指衛生。
- ・ 流水と石けんによる手指衛生。
- ・ 擦式アルコールは、適量を使用しないと効果が不十分。

手指衛生の第一選択が擦式アルコールなのはなぜ？

以前は、流水＋石けんによる手指衛生が、第一選択とされてきました。しかし、2002年にCDC（アメリカ疾病対策予防センター）から発表されたガイドラインにより、擦式アルコール消毒が、スタンダードとなりました。

●擦式アルコール消毒が第一選択である理由

- ・流水＋石けんによる手指衛生は、30秒ほど時間がかかる。さらに手を拭き、乾燥するまでを考えると1分ほどかかってしまう。

- ・受け持つ患者さんの数が多いと、手指衛生にかかる時間が膨大となってしまう。

- ・臨床現場は時間との勝負なので、短縮できたほうがよい。

- ・流水＋石けんの手洗いは、時間がかかってしまうので、つい手洗いが疎かになってしまうことがある。

- ・擦式アルコール消毒は、時間の短縮となる上に、消毒効果が高い。

時間と消毒効果だけを比較すると、

擦式アルコール消毒のほうが短時間で高い消毒効果を得られます。

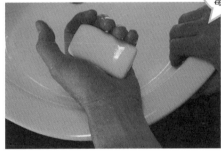 ＜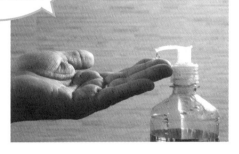

となります。

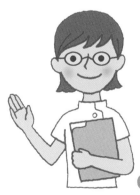

擦式アルコール消毒をうまく利用して、感染症対策を行うことが、臨床現場の時間対策にとても有用です。

ベテランナース

手指衛生を行うタイミングは？

　タイミングとしては、大きく2つに区別して考えると、わかりやすいですね。

●患者さんのところへの訪室前

- ・患者さんに触れる前。
- ・清潔操作や無菌操作の前。

●患者さんのところからの退室後

- ・尿や排液などの体液を処理したあと。
- ・患者さんに触れたあと。
- ・患者さんの周囲の環境を整えたあと。

擦式アルコールのメリット・デメリットは？

　擦式アルコールのメリットとデメリットをしっかり把握しておきましょう。

●擦式アルコールのメリット

- ・時間がかからず、消毒効果が高い。
- ・手技が簡単なので、短時間で一定の消毒効果を得られる。
- ・流水＋石けんと比較すると、手荒れが少ないとされている。

●擦式アルコールのデメリット

- ・手荒れがあると、染みるので痛い。
- ・物理的な洗浄・除去ではないので、目に見える汚染の場合は使用できない。
- ・一部の感染症には、効果がない。

個人防護具

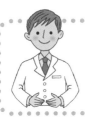

感染症対策として、個人防護具を正しく理解していないと、自分の身を守ることができません。ここでは、個人防護具の必要性、そして、どんな種類があるのかを覚えておきましょう。

個人防護具はなぜ必要なの？

　感染症から自分自身を守るのは、非常に大切なことです。個人防護具が、なぜ必要なのか理解しましょう。

- 個人防護具は、自分自身の健康を守るために装着する。

- 健康な医療従事者が、個人防護具を正しく使用できていないために、感染して、感染症にかかってしまうという報告があとを絶たない。

- 個人防護具を正しく使用できていないというのは、着脱方法はもちろん、装着すべきときに装着していないことも含まれる（感染症対策を正しく理解していない）。

- 感染症を正しく理解できて初めて、必要な個人防護具を正しく選択できるようになる。

忙しい日々で、個人防護具の装着を面倒だと感じることもありますが、感染症から自分自身を守るために、必ず装着しましょう。

先輩ナース

個人防護具の種類と意味

一口に個人防護具といっても、それぞれの用途ごとに種類があります。一つひとつ覚えていきましょう。

・サージカルマスク
　着用者である看護師から患者さんに病原菌を伝播（でんぱ）させないため、そして、咳などの飛沫から着用者を守るために装着。

▼サージカルマスク

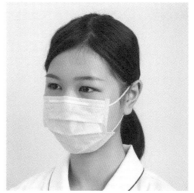

写真提供：川本産業

・ガウン（プラスチックエプロン）
　気管吸引や吐血、排泄物（はいせつ）などの接触や飛沫汚染から、着用者を守るために装着。

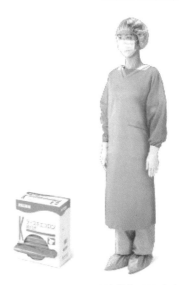

ディスポエプロン▶

写真提供：川本産業

・未滅菌手袋
　気管吸引や点滴交換、末梢静脈（まっしょう）ルート確保など、実に様々な場面において、接触や飛沫汚染から着用者を守るために装着する。他の個人防護具と同様、患者さんごとに交換し、交差感染（次ページで説明）を防ぐ。

▼未滅菌手袋

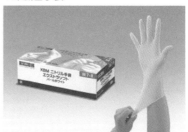

写真提供：川本産業

個人防護具の正しい着脱の順番

　せっかく個人防護具を装着して、自分の身を守っているのに、外したり着けたりするときに汚染してしまったら意味がありません。正しい着脱順を覚えることで、感染症対策を徹底しましょう。

●個人防護具の正しい装着順

手指衛生　：流水＋石けん、または擦式アルコール消毒を行う。
　↓
ガウンまたはプラスチックエプロン：着用することで、排泄物や吐物などの接触、飛沫感染から身を守る。
　↓
マスク　：主に飛沫感染から身を守るために使用。
　↓
ゴーグル：眼粘膜を汚染する可能性がある場合に着用。
　↓
手袋　　：必ず着用し、交差感染（医療従事者の手を介して、患者さんに感染させてしまう）を防ぐ。

●個人防護具の正しい脱衣順

手袋　　：汚染が強い手袋を先に外す。
　↓
手指衛生：流水＋石けん、または擦式アルコール消毒を行う。
　↓
ゴーグル：ゴーグルを外す。
　↓
ガウンまたはプラスチックエプロン：表側は汚染していると考え、直接触れないようにして、ガウンまたはプラスチックエプロンを外す。
　↓
マスク　：マスクを外す。
　↓
手指衛生：最後に、流水＋石けん、または擦式アルコール消毒を行い、交差感染を起こさないようにする。

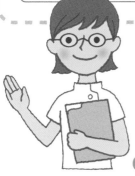

着用時には、直接触れる機会が多い手袋の汚染を防ぐために、手袋を最後にします。逆に脱衣順では、一番汚れていると思われる手袋を先に外すことがポイントです。

ベテランナース

針刺し予防

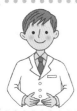

臨床現場では採血や末梢静脈ルート確保など、看護師の日常業務で針を扱う場面が、とても多いです。病棟によって針を扱う頻度に差はありますが、針刺し予防は、自分の身を守るために確実に行わなければいけません。ここでは、針刺しをしないために、どのような対策が必要か、覚えていきましょう。

✚ 針刺し予防は、なぜ必要なのか

学生時代は、針を扱う看護業務を経験する機会がなく、見学を数回したレベルかと思います。そして、いざ臨床現場で働くと、すぐに針を扱う看護業務を行いますよね。なんとなく、針刺しをすると危険だという認識の方もいるのではないでしょうか。

●針刺し予防が、なぜ大変重要なのか

- ・針刺しをすると、血液感染をしてしまう可能性がある。

- ・B型肝炎やC型肝炎、HIVなどの感染症に一度かかってしまうと、当然治療が必要になり、自分自身の健康を害してしまう。

- ・C型肝炎、HIVに関しては、慢性期に移行し、以後の人生に大きな影響を与えてしまう。

自分自身の安全を確保した状態で、初めて安全な看護、医療を提供することができます。

先輩ナース

針刺し予防をするためのポイント

　臨床現場において、針を取り扱う場面は多いです。針刺し予防のポイントを覚えて未然に事故を防ぎましょう。

●安全装置付き注射針を使用する場合

- ・ 針刺し予防対策の1つとして、安全装置付きの注射針が普及している。

- ・ 安全装置を使用しながら抜針するのが大前提。

- ・ 抜針後に安全装置を使用すると、エラーが起きたら針刺しにつながってしまう恐れがあるため意味がない。必ず安全装置を使用しながら抜針をする。

- ・ 抜針後に安全装置を使用した場合、安全装置なしの注射針と差はない。

●針捨て容器の重要性

- ・ 安全装置付きの針であったとしても、処置後には、速やかに針捨て容器に捨てるのが基本。

- ・ 安全装置が、しっかり作動していなかったら、針刺しの可能性がわずかだがある。

- ・ 針捨て容器の容量に注意。7分目を超えてくると、針が容器から出てくるとされている。7分目に達していると判断した場合には、蓋をしっかりと閉めて、新しい針捨て容器を使用すること。

●リキャップは、絶対しない

- ・ 使用済みの針にキャップをすることは、安心感があるだけで安全ではない。

- ・ 針刺し原因の10%は、リキャップによるもの。

- ・ 針捨て容器を忘れて、バットや膿盆などに針を置いた場合には、手で片付けずに鑷子などの何かつまめるもので片付ける。

リキャップは危険です。

針の使用後、責任を持って片付けないと、どうなるのか

　忙しい臨床現場だからこそ、針の取り扱いを慎重に行う必要があります。小さなミスが、思わぬ事故につながります。

●実際に臨床現場で起きた話

> 糖尿病の患者さんに、毎食前にペン型インスリン注射を看護師が行った。
> ↓
> 夕方に担当であった看護師が、ペン型インスリン注射を行った。
> ↓
> そして、使用後の針を外すのを忘れ、そのままキャップをしてしまった。
> ↓
> 翌日の朝にペン型インスリン注射のキャップを開けた際に、誤って針刺しをしてしまった。

　針刺し予防で大事なことは、1患者さんの処置ごとに、確実に片付けをすることです。忙しくて、あとまわしにしたい気持ちがあると思いますが、「他の人が好意で、片付けをしてくれて針刺しをしてしまったら……」と思うと、片付けは大事だということが、わかります。

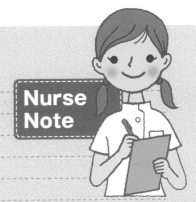

針刺し予防

Nurse Note

- 処置後に針をすぐ処理できるように、針捨て容器を持っていく。
- リキャップは絶対にしない。
- 使用した針は、責任を持って処理をする。

針刺し予防を徹底して、感染症から身を守るように行動しましょう。

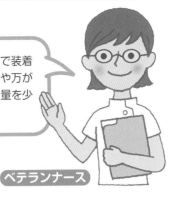

> 手袋は、処置のはじめから終わりまで装着を続けましょう。血液に触れた場合や万が一針刺しをした場合、曝露する血液量を少しでも減らす効果があります。

ベテランナース

標準予防策

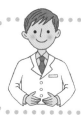

ここでは、標準予防策について学んでいきましょう。標準予防策は、すべての感染症対策において、基本となる部分です。とても大切な部分なので、しっかり覚えていきましょう。

標準予防策とは何なのか？

標準予防策とは、感染症の有無にかかわらず、すべての患者さんに対して手袋、マスク、ディスポエプロンを装着して行う感染症予防の方法です。

●標準予防策の対象物

汗以外は、すべて「感染症を持っている可能性がある」と考えて、取り扱うようにしましょう。

- **血液**　：血液中に病原微生物がいる可能性がある。

- **体液**　：咳やくしゃみなどの飛沫に、病原微生物がいる可能性がある。

- **排泄物**：排泄物に病原微生物がいる可能性がある。

- **分泌物**：分泌物に病原微生物がいる可能性がある。

- **傷のある皮膚**：傷に病原微生物がいる可能性がある。

- **粘膜**　：粘膜に病原微生物がいる可能性がある。

……というように、すべてが対象となります。汗以外は対象になる、と覚えておくと間違いないでしょう。

標準予防策（スタンダードプリコーション）ですが、どのように行ったらよいかわからない場合は、先ほど挙げた項目にひっかかれば、すべて感染症があるものだと考えて、取り扱いましょう。

手指衛生も、患者さんの処置前後で行っていますよね。これも、標準予防策です。

感染症がない人でも、標準予防策をしなくてはいけない理由

「感染症がないなら、標準予防策をしなくていい
んじゃないの？」
　このように思う方も、いると思います。

●標準予防策を行う理由

・「感染症の検査を受けていない患者さん」が対象だと、感染症の有無がはっきりしていない。

・感染症がたまたま見つかっていないだけかもしれない。

・感染症対策をしないと、医療従事者の手を介して、院内感染に発展してしまう可能性がある。

・感染症があるという前提で標準予防策を行い、予防をしていくメリットが大きいという考え方
になる。

感染症検査で陰性だったら、標準予防策をしなくていい？

　仮に感染症の検査をして、陰性だったとします。
では、標準予防策をしなくてもいいのか？　とい
う話になりますが、どの医療機関でも標準予防策
は、継続しているはずです。

●感染症が陰性でも、標準予防策を行う理由

・すべての感染症の検査をするのは難しい。潜伏期間中の場合、まだ発見されていない感染症が
ある。

・感染症検査で陽性ならば、その感染症に対して、さらに厳重な感染症対策を行うことができる
ので、感染症検査は有益。

・陰性であったとしても、感染症の可能性を完全には否定できないため、標準予防策を継続し、
対策を万全にするという理由。

ウインドウピリオドとは？

・感染してから検査で判定するまでの期間、感染していることがわからない。

・感染しているのにもかかわらず、検査結果が陰性になってしまう。

このような状態をウインドウピリオドといいます。

●ウインドウピリオドが発生してしまう理由

・ 抗原検査の場合、感染した病原体が一定量まで増えないと検出できない。

・ 抗体検査の場合も、感染してから抗体が作り上げられるまでに時間がかかる。

・ 感染症の検査結果を100%信用できる検査は、現在まで存在していない。

感染症が陽性の場合には、その感染症の対策や治療が行われるので、筆者としては、逆に安心してケアを行うことができます。

感染症を100%把握できない状態であるからこそ、すべての患者さんに対して、感染症対策の基本である標準予防策を徹底しなければいけないですね。

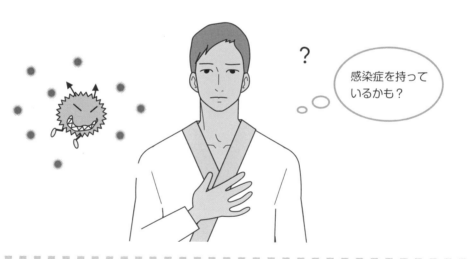

？

感染症を持っているかも？

まだ見つけられていない感染症がある可能性を否定できないので、すべての患者さんに標準予防策が必要だと覚えておきましょう。

ベテランナース

接触予防策

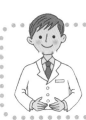

ここからは、感染症の経路別に対策を学んでいきましょう。あくまで、標準予防策ができていることが前提なので、忘れないようにしましょうね。接触予防策を理解することで、より徹底した予防につながります。

接触予防策とは何なのか？

接触予防策は、標準予防策の直接触れる部分を強化しているイメージでよいでしょう。医療従事者の手を介して感染を引き起こさないためにも、大切な部分になります。

・接触予防策は、患者さんに直接接触する、もしくは患者さんの周囲の器具、環境（カーテンやドア）などから感染するのを予防する方法。

・直接接触からの感染を防ぐためには、標準予防策を徹底的に行うという考え方。

・接触予防が必要な患者さんに、血圧計やパルスオキシメーターを使用し、そのまま他の患者さんに使用すると、感染させるリスクが高まる。

・医療器具を介して感染させてしまうリスクがあることを理解する。

・感染症があると知らずに、カーテンやドアに触れ、次の患者さんの処置時に手指衛生を行わないと、感染させてしまうリスクがある。

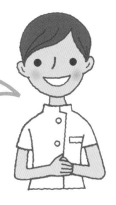

標準予防策を徹底した上で、プラスとして接触予防策をさらに行うのだと覚えておきましょう。

先輩ナース

接触予防策を行う必要がある患者さんは？

医療現場でよく見かける疾患名を挙げます。特にMRSA患者さんは、病棟に必ず1名いるといっていいくらいメジャーな感染症なので、必ず覚え ておきましょう。MRSAについては、chapter 2 で詳しく説明していきます。

●接触予防策を行う対象となる代表的疾患

- **ノロウイルス**：激しい嘔吐や下痢が主症状。

- **水痘**　　　：水疱瘡のこと。水痘・帯状疱疹ウイルスが原因。

- **帯状疱疹**　：水痘・帯状疱疹ウイルスが原因で、免疫力が低下したときに起きやすい。

- **O-157**　　：腸管出血性大腸菌のことで、食中毒が主な原因。

- **緑膿菌**　　：湿潤環境を好む、水まわりが好きな菌。抵抗力のない患者さんが感染すると、重症化しやすい。

- **MRSA**　　：メチシリン耐性黄色ブドウ球菌。抵抗力のない患者さんが感染すると、重症化しやすい。

接触予防策の具体的な内容は？

接触予防策を強化しなければいけない患者さんには、どのように対応していくとよいでしょうか。行動レベルで覚えていきましょう。

- 病棟の部屋に余裕があれば、可能な限り個室隔離するのがよい。

- 個室隔離ができない場合、一時的な対処として、大部屋でカーテン隔離をするのも有効。

- 個室が空き次第、移動するのがよい。

- 患者さんに必要な医療器具（血圧計、聴診器、パルスオキシメーター）は、その人専用にする（器具感染予防のため）。

血圧計に菌が
いるかも？

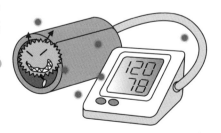

飛沫予防策

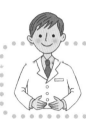

飛沫予防策について学んでいきましょう。介助者である看護師が、感染しないために大切な部分となります。

✚ 飛沫予防策とは何なのか？

「誰かに風邪をもらったかな」── こんな会話を聞いたことがあると思います。これが、飛沫感染になります。飛沫予防策は、臨床現場において大事な部分になります。

- ・ 咳やくしゃみ、会話中から発生する飛沫（5ミクロン以上）に含まれる病原微生物から、感染しないようにするための方法。

- ・ 飛沫の距離は、約1m程度といわれているが、基本的に咳やくしゃみなどの症状が出ている場合には、マスク着用が必須。

- ・ 風邪が伝播するのは、この飛沫が原因。

咳がひどいと、息苦しくてマスクを外したくなるけど、お互いにマスクをつけて感染予防をしていくことが、大事なんですね。

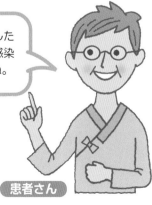

患者さん

飛沫予防策を行う必要がある患者さんは？

咳やくしゃみが多い患者さんに対して、飛沫予防策を行う必要があります。代表的な疾患を覚えておきましょう。

●飛沫予防策を行う代表的疾患

咳やくしゃみなどをしている場合には、必ずマスクを着用し、飛沫感染があるかもしれないという、基本的なスタンスで対応することが大事です。

代表的な疾患を2つ挙げますが、咳やくしゃみをする疾患は、ほかにもたくさんあるので、参考程度に覚えておきましょう。

・インフルエンザ	：冬の時期に流行する感染症。
・マイコプラズマ肺炎	：咳やくしゃみが多く出るため、飛沫感染予防が大切。

その対策は臨床現場の状況に合ったものですか？

正しい感染症対策の基礎知識は、自分を守ることはもちろん、患者さんを感染させないためにとても大事です。その正しい知識を、臨床現場に合わせて対応していくことが求められます。

例えば、CD（クロストリジウム・ディフィシル）陽性患者さんの対応の例で考えてみましょう。排便後のトイレ清掃を基本としますが、"患者さんに合わせる"ことが大事なのです。その患者さんは、日常生活は自立している方ですか？　それとも、歩行は自立しているけれども認知機能は低下している方ですか？　または、車椅子でトイレに行く際に介助が必要な方ですか？

自立している方であれば、トイレの清掃方法を説明して本人に行ってもらいますし、それ以外の手助けが必要な方なら、医療従事者が対応します。

このように、同じ感染症でも患者さんに合わせて対応していくことが大切なのですね。

飛沫予防策の具体的な内容は？

　飛沫予防策を行っている患者さんに対して、臨
床現場でどのように対応したらよいでしょうか。
行動レベルで覚えていきましょう。

- ・飛沫感染の恐れがある疾患名が明確な場合、個室隔離が望ましい。

- ・個室を確保できないことも多く、複数の患者さんの感染が疑われる場合には、大部屋をそのまま集団隔離する。

- ・集団隔離をする場合、ベッド間にはカーテンを引き、直接感染しないような対策をする。

- ・1m以上の距離を必ず空ける対応が重要なポイント。

- ・基本的には部屋を出ないのが望ましいが、排泄などの必要時には、必ずマスクを着用し、咳エチケットを守るように患者さんに伝え、感染予防を徹底する。

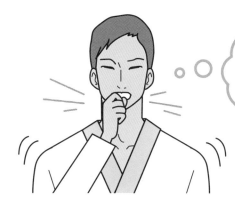

患者さんが咳をしている場合、マスク着用の必要性を説明することが大切です。

飛沫予防策で行うカーテンですが、カーテンは汚れているという認識を常に持ち、直接触れないように気をつけましょう。

ベテランナース

空気予防策

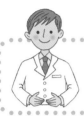

飛沫感染と同じと思われがちですが、空気感染はまったくの別物なので、しっかり覚えていきましょう。

空気予防策とは何なのか？

　一部の疾患では、飛沫予防策だけでは防ぐことができない場合があります。

- ・飛沫と違って、5ミクロン以下の粒子が、空気中を浮遊している状態で、吸い込むことで感染を引き起こす。
- ・空気予防策の最大の問題は、5ミクロン以下というごく小さい粒子だということ。
- ・サージカルマスクを着用していたとしても、病原菌はマスクと顔の隙間から入り込んでしまう。

空気予防策を行う必要がある患者さんは？

　下記の疾患が疑われた場合には、はっきりと検査結果がわかるまで、空気予防策を徹底的に行います。

●空気予防策の代表的疾患

- ・**結核**：結核菌が体内に入り、それを体内から出す（排菌）ことで、他の方に感染を引き起こす。
- ・**麻疹**：麻疹ウイルスによる感染症。
- ・**水痘**：水痘・帯状疱疹ウイルスによる感染症。

空気予防策に必要なN95マスクとは

空気予防策として、N95というマスクで空気感染を防ぐことができます。N95マスクについて、理解していきましょう。

・N95マスクは、顔面に密着するタイプのマスク。そのため、顔とマスクの隙間から、病原微生物が入る心配はなくなる。

・N95マスクのポイントは、隙間ができないよう自分に合ったマスクを選び装着すること。

・N95マスクを装着した状態で呼吸が苦しければ、マスクを正しく装着できている証拠。

患者さん自身は、このマスクを装着するのか？という疑問が出てきますよね。

結論からいうと、N95マスクは装着しません。

N95マスクは、正しく装着すると呼吸が苦しくなってきます。呼吸疾患を抱えている患者さんに装着してもらうということはないですよね。

そのため、患者さんにはサージカルマスクを着用してもらうように対応します。

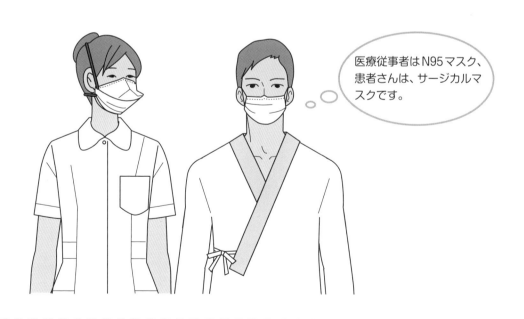

医療従事者はN95マスク、患者さんは、サージカルマスクです。

空気予防策の具体的な内容は？

空気予防策が必要な患者さんに、どのように対応していく必要があるでしょうか。行動レベルで覚えていきましょう。

- ・空気予防策のポイントは、本人以外の吸入予防と空気管理が重要だということ。

- ・空気感染隔離室があれば理想だが、ない場合が多いので、個室隔離は確実に行う。

- ・病室に空調がある場合は、速やかに切り、空気感染を予防。

- ・入退室時以外は、確実にドアを閉め、医療従事者や家族などが入室する場合には、N95マスクを正しく装着しているのを確認。

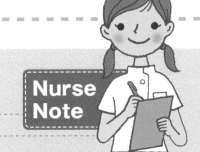

正しい空気予防策

Nurse Note

- ・医療従事者はN95マスクを着用する。
- ・N95マスクは、正しくつけると息苦しい。
- ・患者さんには、N95マスクだと苦しいのでサージカルマスクを着用させる。
- ・個室隔離が大原則。

N95マスクを正しくつけて、対応するようにしましょう。

---

column

相談されやすい人、感染症対策を答えられる人になろう！

　正しい感染症対策を学んだら、自分だけではなくて、他の医療従事者とも共有していきましょう。感染症対策は、すべての人が正しく対応しないと意味がありません。

　もう1つ大事なことがあります。正しい感染症対策を広めていくためには、相談されやすい人物になることです。いつも怒っている、ちょっと近寄りがたいような人物に、感染症対策を相談したいと思いますか？　恐らく、思わないですよね。

　相手に伝えるということは、感染症対策を正しく理解していないとできません。

　自分のため、相手のため、患者さんのために、相談されやすい人物になることが大切です。

洗浄、消毒、滅菌の違い

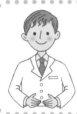 ここでは、洗浄、消毒、滅菌の違いについて説明していきます。洗浄より、消毒や滅菌のほうがきれいになるイメージがあるかもしれません。しかし、それぞれに目的と大事な役割があります。これらの違いを理解することは、臨床現場で働く看護師にとって必須だといえます。

洗浄、消毒、滅菌の違いとは

まず、それぞれの言葉の意味を理解する必要があります。

- ・ **洗浄**：汚染された物質を物理的に取り除くこと。
- ・ **消毒**：目的の微生物に対して、殺菌もしくは減らすこと。
- ・ **滅菌**：すべての微生物を取り除くこと。

このように言葉の意味を理解すると、違いがイメージしやすいのではないでしょうか。

●消毒や滅菌だけではダメな理由

- ・ 消毒や滅菌には、物理的な汚染除去がほぼできない、という弱点がある。
- ・ 適切な洗浄を行ったのち、最終的に消毒や滅菌をすることで、高い消毒効果を得ることができる。
- ・ 処理方法としてどれが優れているかということではなく、洗浄と消毒、滅菌は、それぞれが大切な役割を担っている。

一次消毒ではなくて、一次洗浄が大事

　最近では、臨床現場での一次洗浄は行わずに、中央一括処理を行う医療施設が増えてきています。ただ、知識として覚えておくにこしたことはありません。

●一次洗浄をする意味

・ 医療器具を確実に消毒または滅菌するためには、あらかじめ洗浄を行い物理的な汚れを除去することが、大変重要になる。これを、一次洗浄という。

・ 臨床現場でありがちなのが、一次消毒をしてしまうこと。

・ 滅菌では物理的な汚れを取り除くことができないので、まず洗浄することが大切。

・ 一次消毒をしてしまうと、物理的な汚れが消毒薬に反応し、滅菌エラーにつながってしまう。

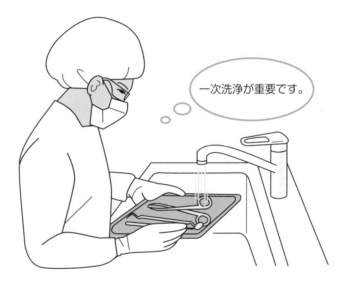

一次洗浄が重要です。

消毒や滅菌を正しく行うためには、まず適切な洗浄が必要だということを覚えておきましょう。

ベテランナース

消毒薬の種類と有効な病原微生物

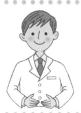

病院で使われる消毒薬にはいろいろなものがあります。消毒薬と呼ばれるものならどんな微生物に対しても有効かというと、そういうわけではありません。ここでは、消毒薬の種類と有効な病原微生物について勉強していきましょう。

消毒薬の種類

　病院で使われる消毒薬には、いろいろな種類のものがあります。ここでは、代表的な消毒薬を5つ紹介します。消毒薬の特徴と使用上の注意点、有効な病原微生物について理解しましょう。

●アルコール

　多くの病原微生物に消毒効果があり、とても使いやすい消毒薬です。患者さんの環境や医療器具だけでなく、手指や皮膚にも使用することができます。消毒効果が最も高いのは約80%のアルコール濃度です。

　手術部位、中心静脈カテーテル挿入部などの消毒には、消毒効果の持続性を目的として1.0%のクロルヘキシジングルコン酸塩を含有したアルコール製剤の使用が推奨されています。

注意点

・刺激性があるため、創部や粘膜への使用は禁忌となっています。

・アルコールアレルギーの皮膚には、ポビドンヨードやクロルヘキシジングルコン酸塩など、アルコールを含まない消毒薬で代用します。

・プラスチック樹脂やゴム製品を劣化させるため、消毒する環境や医療器具は材質の確認が必要です。

▼アルコールの消毒効果

一般細菌	大腸菌	緑膿菌	真菌	結核菌	HBV/HCV	ノロ	インフル	芽胞菌
○	○	○	○	○	×	△	○	×

●次亜塩素酸ナトリウム

アルコールより幅広い病原微生物に消毒効果があります。ゴム製やプラスチック製の器具（経腸栄養や吸入器具）だけでなく、血液やノロウイルスに汚染された環境やリネン類の消毒にも用います。皮膚の消毒には適しません。一般的な製品として「ハイター（6%濃度）」「ミルトン（1%濃度）」「ピューラックス（6%濃度）」などがあります。

▼次亜塩素酸ナトリウムによる消毒例

消毒対象	消毒濃度	消毒時間
血液やノロウイルスで汚染されたリネン	0.1%（1000ppm）	30分
嘔吐物や汚物で汚染された床や便座	0.1%（1000ppm）	5～10分
食器や吸入器具	0.01%（100ppm）	60分

注意点

・光で分解されるため原液は暗所保管、希釈液は遮光容器で保管します。
・有機物（汚れ）と混ざると消毒効果が低下します。消毒前には洗浄等で有機物の除去が必要です。
・薬液と長時間接触すると金属の腐食やワックスの劣化などがあるため、二度拭きが必要です。
・類似名として花王の衣料用漂白剤「ワイドハイター」がありますが、「ハイター」ほどの強力な消毒効果はありません。

▼次亜塩素酸ナトリウムの消毒効果

一般細菌	大腸菌	緑膿菌	真菌	結核菌	HBV/HCV	ノロ	インフル	芽胞菌
○	○	○	○	△	○	○	○	△

●ポピドンヨード

手指や皮膚、粘膜など人の身体の消毒に幅広く使われます。一般的な製品として「イソジン液10%」があります。

注意点

・薬液を塗ったあと、消毒効果が出るまで2分間程度待つことが必要です（薬液が乾燥するまでが目安の時間です）。
・アルコールや洗浄剤を含むポピドンヨードは、染みやすく刺激性があるので粘膜や創部、首から上の消毒には使用しないようにしましょう。

▼ポピドンヨードの消毒効果

一般細菌	大腸菌	緑膿菌	真菌	結核菌	HBV/HCV	ノロ	インフル	芽胞菌
○	○	○	○	○	○	○	○	×

●クロルヘキシジングルコン酸塩

皮膚に対する刺激が少なく、においもほとんどありません。皮膚に残留して消毒効果が持続するため、本薬液をアルコール消毒薬に加えた製品もあります。また、環境や医療器具の消毒にも用いられます。一般的な製品として「ヒビテン」「マスキン」「ステリクロン」「ヘキザック」などがあります。

注意点

・粘膜への使用により、ショック症状が生じた事例が報告されているため、膀胱、膣、口腔などへの使用は禁忌となっています。

・本薬剤を綿球が入った万能ツボに使用する場合は、使用期限を24時間としてください。細菌に汚染された消毒薬を使用して、医療関連感染を引き起こした事例が報告されています。

▼クロルヘキシジングルコン酸塩の消毒効果

一般細菌	大腸菌	緑膿菌	真菌	結核菌	HBV/HCV	ノロ	インフル	芽胞菌
○	○	△	△	×	×	×	△	×

●第四級アンモニウム塩

逆性石けんとも呼び、塩化ベンザルコニウム、塩化ベンゼトニウムなどがこれにあてはまります。皮膚・粘膜への刺激が弱いことや金属への腐食性、においが少ないため、皮膚や粘膜、環境や器具など幅広い消毒に用いられています。一般的な製品として「オスバン」「ハイアミン」「ザルコニン」「マキロン」などがあります。環境清掃クロスの多くにも主成分として使用されています。

注意点

・クロルヘキシジングルコン酸塩と同様に、薬液の詰め替えによる万能ツボ等の細菌汚染があります。定期的な洗浄と乾燥、容器の交換が推奨されています。

▼第四級アンモニウム塩の消毒効果

一般細菌	大腸菌	緑膿菌	真菌	結核菌	HBV/HCV	ノロ	インフル	芽胞菌
○	○	△	△	×	×	×	△	×

▼消毒薬の種類と有効な病原微生物のまとめ

消毒薬の種類	一般細菌	大腸菌	緑膿菌	真菌	結核菌	HBV/HCV	ノロ	インフル	芽胞菌
アルコール	○	○	○	○	○	×	△	○	×
次亜塩素酸ナトリウム	○	○	○	○	△	○	○	○	△
ポピドンヨード	○	○	○	○	○	○	○	○	×
クロルヘキシジングルコン酸塩	○	○	△	△	×	×	×	△	×
第四級アンモニウム塩	○	○	△	△	×	×	×	△	×

ウイルス・細菌・真菌（カビ）の違い

感染症を引き起こす主な病原微生物は、ウイルス、細菌、真菌（カビ）です。どれも同じような微生物に見えますが、実は結構違います。ここでは、ウイルスと細菌、真菌（カビ）の違いについて学びましょう。

●電子顕微鏡写真と病原微生物

電子顕微鏡写真

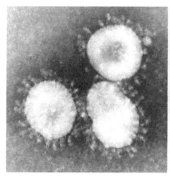
ウイルス (virus)

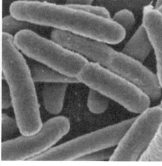
細菌 (bacteria)

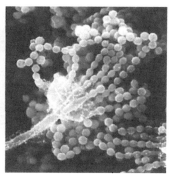
真菌 (fungus)

▼代表的な病原微生物

ウイルス	細菌	真菌
インフルエンザウイルス ノロウイルス ロタウイルス アデノウイルス 麻疹ウイルス 風疹ウイルス 肝炎ウイルス ヘルペスウイルス HIV など	ブドウ球菌 大腸菌 サルモネラ菌 緑膿菌 コレラ菌 結核菌 ボツリヌス菌 破傷風菌 レンサ球菌 など	白癬菌 カンジダ アスペルギルス など

▼病原微生物の大きさ

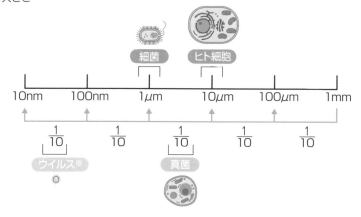

※ウイルスの大きさは細菌の50分の1程度です。

42

●モデル図と構造
▼モデル図と構造

	ウイルス	細菌	真菌
モデル図			
構造	中心にある核酸（DNAもしくはRNA）と、それを取り囲むカプシドと呼ばれるタンパク質の殻から構成される。ウイルスによっては、エンベロープと呼ばれる膜成分を持つものもある。	細胞内には核酸（DNA）とリボソームがある。細胞膜と細胞壁を境にして、細胞外には線毛や鞭毛が見られる。（原核生物の細胞構造）	核酸（DNA）、ミトコンドリア、液胞など多くの細胞小器官を持つが、動物と異なり、細胞壁が存在する。（真核生物の細胞構造）

●増殖方法と治療法
▼増殖方法と治療薬

	ウイルス	細菌	真菌
増殖方法	自己増殖はできない。他の生物の細胞に侵入し、細胞の中で増える。	分裂により自己増殖する。	分裂により自己増殖する。胞子を作り拡散する。
治療薬	特定のウイルスにはワクチンが開発されている（インフルエンザ、麻疹〈はしか〉など）。抗ウイルス薬も開発されているが、大多数の、もしくは新型のウイルス感染には基本的に対症療法をすることしかできない。	抗生物質を使用する。原核生物特有の細胞構造（細胞壁など）やタンパク質の合成を阻害することで細菌の増殖を抑える。	抗真菌薬を使用する。真菌特有の細胞構造（細胞壁など）の合成を阻害することで真菌の増殖は抑えられる。（※抗生物質は効かない）

DNAウイルスとRNAウイルス

　自然界に存在するウイルスは、遺伝子構造の違いに基づいて、DNAウイルスとRNAウイルスという2つの種類に大別されます。DNAやRNAは核酸と呼ばれ、どちらも細胞やウイルスが増殖するための遺伝情報になります。

　DNAウイルスは、DNA（デオキシリボ核酸）という2本の鎖を持ち、それぞれの鎖はお互いのデータを補完し合って修復可能な構造を持ちます。そのため、何世代も遺伝情報が安定し、同じ遺伝情報をコピーし続けることができます。一方で、RNAウイルスは、RNA（リボ核酸）という1本の鎖を持ち、補完する役割を持つ対の鎖を持たないため、遺伝情報をコピーする際にたまにミスを起こします。これが変異という現象です。変異が起こると、それまで効果のあったワクチンが効かなくなるなどの事態が起こります。ちなみに、2020年に話題となった新型コロナウイルスはRNAウイルスであったため、変異を繰り返してより危険性が高まっていることが判明しました。

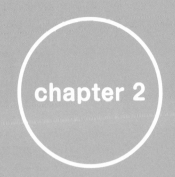

chapter 2

病院で見かける感染症と感染症対策をマスターする

病院でよく見かける感染症とその対策をマスターすることは、

臨床現場ですぐ活用できることを意味します。

一つひとつ覚えていきましょう。

MRSA（メチシリン耐性 黄色ブドウ球菌）

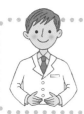

chapter 1では、感染の基本対策について学びました。ここでは、病院でよく見かける感染症とその対策について学び、臨床現場ですぐに活かせるようにしていきましょう。

MRSAとは何なのか？

MRSA（メチシリン耐性黄色ブドウ球菌）は、臨床現場において、最も頻繁に確認される感染症として有名です。MRSAは、特別な一部の方だけではなく、誰もが持っている常在菌なのです。

驚いた方もいるでしょうし、疑問に思った方もいるでしょう。なぜ、誰もが持っているMRSAに、感染する人が少ないのでしょうか。

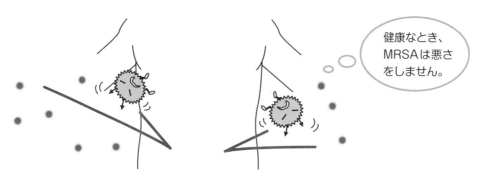

健康なとき、MRSAは悪さをしません。

それは、ふだんの健康なときは、正常な免疫によって、身体が守られているためです。

しかし、寝不足で免疫力が低下しているときは、風邪を引いてしまうことが多いですよね。

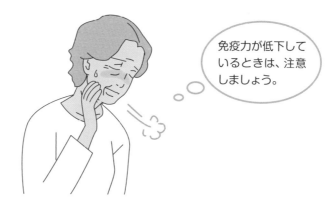

免疫力が低下しているときは、注意しましょう。

MRSAに感染したら、どうなるの？

入院している患者さんは、様々な病気を抱えているので、免疫力が低下している場合が多いです。
つまり、MRSAに感染しやすいということです。

MRSAには薬剤耐性があり、感染症を起こすとほとんどの抗生剤治療の効果が見られなくなるという問題が発生します。重症の感染症を引き起こしたとしても、治療の手段がなくなってしまうことを意味します。

つまりは、有効な治療ができないため、場合によっては死に至ることもある、恐ろしい感染症なのです。

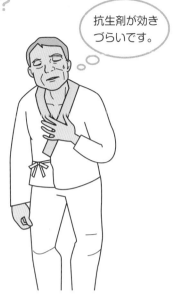

抗生剤が効きづらいです。

MRSAに対しての感染予防策は？

MRSAの主な感染経路は、医療従事者の手指を介した接触感染となります。
標準予防策と接触予防策を徹底的に行います。できれば個室隔離が望ましいですが、MRSA保菌者数が多いため、臨床現場でも難しい場合が多いです。

その場合は、MRSAの保菌者を大部屋に集め、免疫力が低下している患者さんを同室にしないように、配慮をする必要があります。

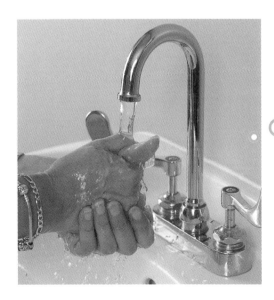

1処置1手指衛生が基本になります。徹底しましょう。

医療従事者の手指を介して、MRSA感染症を引き起こしてしまうということを、しっかり覚えておきましょう。

ベテランナース

MRSAの特徴と手指衛生

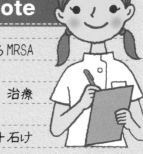

Nurse Note

- 健康な人に対して、MRSAは悪さをしない。
- 病気をしている患者さんは、免疫力が落ちているからMRSAに感染しやすい。
- MRSA感染症を起こすと、抗生剤治療が効かないので、治療しづらい。
- 医療従事者の手を介して感染症を起こすので、流水＋石けんを徹底する。

入院している患者さんは、何かしらの病気を抱えているので、徹底した手指衛生が大事です。

column

医者は何を基準に抗菌薬を選んでいるの？

　臨床現場では、何らかの感染症を患って入院している方も多いです。そのときに処方されるのが、抗菌薬になります。

　しかし、抗菌薬と一言でいっても、たくさんの種類がありますよね。医師は、どのように考えて抗菌薬を選択しているのでしょうか。それぞれの抗菌薬には、効果がある菌、ない菌が存在します。医師は、疑わしい菌や特定した菌に対して、抗菌薬を投与していきます。

　看護師としては、ただ抗菌薬を使っているという視点ではなくて、○○に対して抗菌薬を使っているから、○○について観察していこう、と考えるのがプロへの一歩となります。

緑膿菌感染症
りょくのうきん

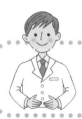

MRSAに続いて、臨床現場で問題となるのが、この緑膿菌です。MRSAと同じく薬剤耐性があるので、しっかり覚えていきましょう。

緑膿菌とは何なのか？

正式名称は、多剤耐性緑膿菌といいます。名前のとおりで、様々な薬剤に対して耐性があるので、緑膿菌による感染症を起こしてしまうと、ほとんどの抗菌薬が効かず、重症化しやすいのです。

緑膿菌は、水を使用する手洗い場、つまり湿潤している環境を好みます。

逆に、乾燥には弱いというのがポイントです。

手洗い場は、緑膿菌に好まれる環境が整っています。

緑膿菌に感染したら、どうなるの？

MRSAと同様、抗菌薬がほとんど効かない状況なので、重症化する可能性が高くなります。

ただし、完全に効かないわけではないので、数種類の抗菌薬を使用し、少しでも効果を期待して治療を行います。

緑膿菌に対しての感染症対策は？

標準予防策、接触予防策を徹底的に行います。
さらに、手洗い場や浴室などの湿潤環境には、緑膿菌がいるものだと判断して、対応していく必要があります。

緑膿菌に感染している患者さんの感染症対策は次のとおりです。

・ 標準予防策、接触予防策を行い、手指消毒を徹底する。

・ 尿器、差し込み便器などを用いている場合、乾燥させることを意識する。

・ 尿道留置カテーテルは、可能な範囲で抜去を検討する。

・ 医療器具は、すべて患者さん専用の器材とする。

・ 気管切開をしている場合には、飛沫感染の可能性があることを理解し、対応する。

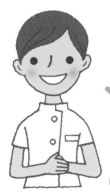

緑膿菌は、MRSAと同様の対応にプラスして、水に関連した場所を好む菌であると覚えておくと、自然に感染症対策を行うことができます。

先輩ナース

ノロウイルス感染症

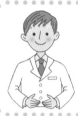 毎年、冬の時期になると流行するのが、ノロウイルス感染症です。ノロウイルスは、強い感染力があることで有名です。対応を間違えると、自分自身も感染し、感染を拡大させてしまうことにつながります。正しい感染症対策を覚えておきましょう。

✚ ノロウイルスは、なぜ危険なのか？

ノロウイルス感染症の有名な症状は、

- **嘔吐**：口から胃の内容物を吐き出す症状。
- **下痢**：腸の働きが異常な状態になったときに、液状の便が生じる症状。

これらが主症状です。では、糞便1g・嘔吐物1gだと、どのくらいウイルスが存在するか知っていますか？

なんと、どちらも100万個以上のウイルスが含まれているのです。

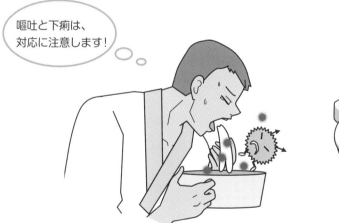

嘔吐と下痢は、対応に注意します！

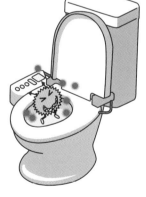

これだけのウイルスがいるということから、強力なウイルスであることを理解できるのではないでしょうか。

ノロウイルスに対しての感染予防策は？

　ノロウイルスは、接触感染、飛沫感染によって、容易に発症します。

　飛沫感染の予防には、マスクはもちろん標準予防策と飛沫予防策をしっかり行うことが大切です。

　接触感染については、頻発するので、特に接触予防策が大切です。

●ノロウイルスの接触予防策

- ・患者さんの行動に合わせて、手すりや車椅子のグリップ、歩行器など、触れる可能性があるもののすべてを消毒する。

- ・物理的にウイルスを除去することが効果的なので、擦式アルコール消毒ではなく、流水と石けんによる手指消毒を行う。

- ・症状が消えても、ノロウイルスは便中に1週間以上存在していることを、患者さんや面会の家族に伝え、流水と石けんによる手指消毒を確実に行ってもらう。

　これらの接触予防策を徹底的に行うことで、院内感染の拡大を防ぐことができるのです。

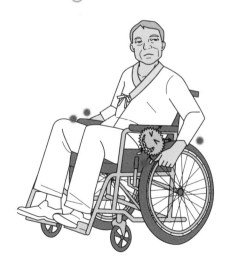

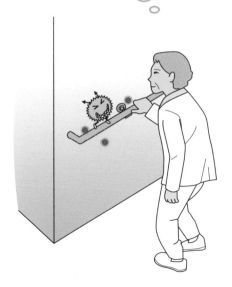

✚ ノロウイルスを発症している患者さんに、どう対応するの？

ノロウイルスは感染力が強く、少量のウイルス（100個程度）でも感染してしまうといわれています。

そのため、感染症対策をしっかり行わなければいけません。目の前で嘔吐した際の対応について

は、chapter 5の「噴水様の嘔吐」で詳しく解説します。

ここでは、ノロウイルスの症状別対応について理解して、行動できるようにしましょう。

●ノロウイルスの患者さん、症状別対応

患者さんの症状	看護師の判断と対応
トイレで排便をした。	トイレはノロウイルスに汚染されていると判断。便器、ドアノブ、レバーすべてに対して、次亜塩素酸ナトリウムで消毒を行う。
病室で嘔吐をした。	嘔吐物の処理を行う自分自身が、一番感染しやすいと判断。手袋、エプロン、マスクを着用し、嘔吐物を処理（詳しい処理方法はchapter 5で説明）。すべての処理が終わったら、手袋、エプロン、マスクを捨て、流水と石けんで丁寧に手指衛生を行う。

ノロウイルスの特徴

Nurse Note

- ノロウイルスの感染力は強い。
- 感染症対策は、接触感染と飛沫感染。
- 擦式アルコール消毒ではなくて、流水＋石けんで手指衛生を行う。
- 嘔吐や下痢で汚染された可能性がある場所は、すべて消毒が必要。

ノロウイルスは、感染が拡大しやすいので、適切な処理方法を覚えましょう。

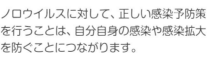

ノロウイルスに対して、正しい感染予防策を行うことは、自分自身の感染や感染拡大を防ぐことにつながります。

ベテランナース

インフルエンザ

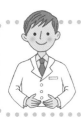

ノロウイルスと同様、冬の時期になると流行するのが、インフルエンザですよね。入院している患者さんが、インフルエンザを発症したとき、どのような感染症対策をするのがよいか覚えていきましょう。

インフルエンザウイルスの基礎知識

　インフルエンザウイルスの特性を理解することで、自然と感染症対策を行うことができるので、基礎知識は大変重要です。

●インフルエンザウイルスの感染経路～発症まで

- ・飛沫感染と接触感染が主な感染経路で、特に飛沫感染が多い。

- ・潜伏期間は1～3日。

- ・インフルエンザ発症後、約3日間は39度以上の発熱、咽頭痛、鼻汁などの呼吸器症状が強く現れる。

- ・インフルエンザ発症から5日間、そして解熱後2日間での隔離解除が原則。

- ・抗インフルエンザ薬は、発症後48時間以内が原則（2～3日がウイルス量のピークといわれているため）。

　このような基礎知識を理解すると、患者さんや家族に説明ができ、患者さんのケアにつなげることができます。

インフルエンザウイルスの感染予防策

　病院内で、実際に患者さんが発症してしまった
場合、どのように対応したらよいでしょうか。
　自分自身や他の患者さんに感染しないために、
適切な処置をとりましょう。

●患者さんがインフルエンザ陽性、または強く疑わしいときの感染予防策

・ 看護師自身が感染しないために、飛沫予防策を行う。具体的には、患者さんに接触するときには、必ずマスクを着用。うがいを行うことも効果的。

・ 接触予防策としては、手洗いを徹底して手指衛生を忘れずに行う。

・ 患者さんにも、可能な限りサージカルマスクを着用してもらい、飛沫予防策を行ってもらう。

・ インフルエンザ発症が1人の場合、可能な限り個室管理とする。

・ 複数の患者さんが、別々の部屋でインフルエンザを発症している場合、大部屋に患者さんを集めて集団隔離という方法もある。

　入院している患者さんの数、重症患者さんの数
などによって、個室管理ができない場合もあるの
が、臨床現場です。
　臨床現場の状況を把握し、現状で一番有効な方
法を選択していくことが大事ですね。

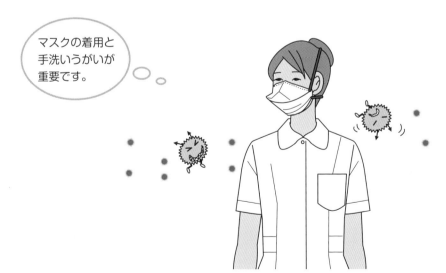

HIV感染症

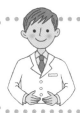

世間一般で感染症といえば、HIV感染症が有名ではないでしょうか。ここでは、HIV感染症の患者さんに対して、どのような感染予防策を行う必要があるのかを学んでいきましょう。

HIV感染症を起こすと、なぜ危険なのか

HIVは、ヒト免疫不全ウイルスといわれています。HIVに感染すると免疫力が低下してしまうため、健康な人にとって無害な菌やウイルスでも病気を発症するリスクが高い状態になります。

HIV感染症の基礎知識

HIV感染症に対して、どのようなイメージをお持ちでしょうか。感染者の身体に触れたら、感染を起こしてしまうと思っている方もいるのではないでしょうか？

正しい知識を覚えて、適切な判断ができるようになりましょう。

● HIV感染症の基礎知識

- ・ 通常の入院生活においては、感染を起こさない。
- ・ 血液や体液の曝露から、経皮・経粘膜感染を起こす。
- ・ 潜伏期間は、2～10年と長い。
- ・ 隔離をする必要はない。

HIV感染症患者さんに対しての感染予防策

病院で見かける感染症と感染症対策をマスターする

感染症の有無にかかわらず、患者さんに使用した針類の取り扱いには、十分に注意する必要があります。それを踏まえた上で、感染予防策を理解しましょう。

●HIV感染症患者さんの感染予防策

- リキャップ禁止を徹底して、針捨てボックスを運用する。

- 血液や体液の曝露防止策として、標準予防策を徹底する。

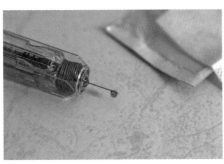

血液の取り扱いには十分注意します。

- 医療処置をするときには、手袋・エプロン・ゴーグルの着用を忘れない。

- 処置前後の手洗いや消毒、手指消毒を行う。

- 創部がある場合には、直接触れないようにし、滅菌ドレッシング材を使用していく。

- 寝衣やシーツが、血液汚染または体液汚染した場合、病院内の取り決めに従って、袋に入れて処理をしてもらう。

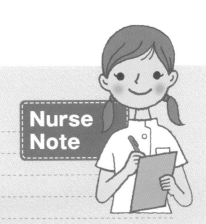

HIV感染症予防

- リキャップは絶対にしない。
- 血液に触れないように、特に手袋は必須。
- 標準予防策を必ず行う。

主な感染源である血液、体液からの感染に、十分注意しましょう。

Nurse Note

CD（クロストリジウム・ディフィシル）陽性

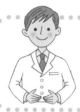
様々な疾患を抱えて入院して、治療のために抗菌薬を使用する患者さんは多いですよね。臨床現場において、CD陽性で下痢が頻回になってしまう患者さんへの感染症対策をしっかり覚えておきましょう。

抗菌薬を使用し続けると、なぜCD陽性になりやすいのか

臨床現場では、「CD＋」というように表現されますが、正式名はクロストリジウム・ディフィシルといいます。

では、なぜ抗菌薬を使用するとCD陽性になりやすいのでしょうか。

●抗菌薬を長期使用すると、CD陽性になる簡単メカニズム

抗菌薬を長期使用することで、腸内の正常細菌が乱れる。

CDという細菌が増殖していく。

CDトキシンという毒が発生する。

……という流れになりますね。CDトキシンという毒が、腸の疾患を引き起こして、下痢や腹痛などの症状を引き起こすことになるのです。

病院内においては、抗菌薬を長期間使用していて突然下痢になった場合には、真っ先に疑うのが、このCD陽性となります。

クロストリジウム・ディフィシルの基礎知識

　病院内でCD陽性の患者さんがいたら、どのように対応するのが望ましいでしょうか。
　正しい基礎知識を覚えていきましょう。

●クロストリジウム・ディフィシルの基礎知識

- ・もともと、腸内にCDを保有していた患者さんが、抗菌薬を長期間使用することによって、腸内環境が変化し、発症してしまう。

- ・患者さんとの直接接触による感染、および特に糞便に関連した環境・物品から感染する接触感染が多い。

- ・トイレのある個室管理が理想的。大部屋の場合には、物品を介しての接触感染に注意する。

- ・消毒は、次亜塩素酸ナトリウムを使用し対応する。

クロストリジウム・ディフィシルの検査感度

　検査の感度が100％なら問題ないのですが、残念ながら7〜8割程度といわれています。
　仮に陰性という検査結果が出たとしても、抗菌薬の長期投与中であり、ほかに下痢の原因として考えられるものがない状況では、CD陽性が強く疑われる場合が、臨床現場ではあります。

　その場合には、CD陽性と同じように感染症対策を行うことが大切です。

> CD陽性の患者さんの感染経路は主に糞便感染だということを理解していれば、自然に接触感染対策を行うことができます。

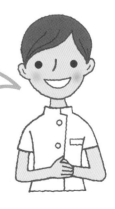

先輩ナース

クロストリジウム・ディフィシルの感染予防策

　病院内の下痢症は、院内感染を引き起こしやすいので、発症していない患者さんが感染しないように、医療者は十分に気をつけていく必要があります。

●クロストリジウム・ディフィシルの感染予防策

・患者さん、家族に対して、流水＋石けんによる手洗いを徹底するように指導。

・看護師も処置前後の手洗いや消毒、手指消毒を行う。

・排泄物の処理について、看護師の対応を統一する。

・患者さんが自立してトイレに行ける場合には、消毒薬である次亜塩素酸ナトリウムを染み込ませたガーゼを毎日作っておき、触れたところを拭いてもらうように指導する。

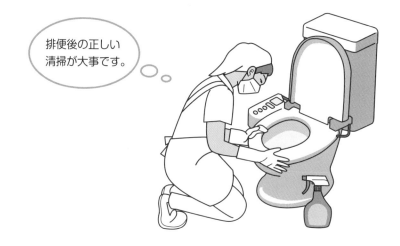

排便後の正しい清掃が大事です。

・リネンは、汚染があるものと判断して、病院内の取り決めに沿って処理する。

クロストリジウム・ディフィシルの隔離はいつまでするか

　CD陽性の反応は、数週間続くといわれています。

　ですが、その間ずっと隔離しなければいけないのかといえば、そうではありません。

　ほかに患者さんがおらず、個室管理が可能であればもちろん継続してもよいですが、あくまで症状が消えるまでと考えるのが一般的です。

　下痢が治まれば、感染経路は遮断されたと判断できるためです。

chapter 3

施設や在宅でよく見かける
感染症と感染症対策を
マスターする

· ·

施設や在宅でよく見かける感染症とその対策をマスターすることで、

地域でも活躍できる看護師になることができます。

病院で発生する感染症も多く含まれていますので、

しっかり学習しましょう。

疥癬
<ruby>疥癬<rt>かいせん</rt></ruby>

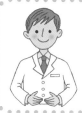

疥癬はダニの一種であるヒゼンダニ（和名：疥癬虫）がヒトの皮膚に寄生して起こる皮膚の病気で、腹部、胸部、大腿内側などに激しいかゆみを伴う感染症です。直接的に肌から肌へ、または間接的に衣類やリネン類を介して、ヒトからヒトへ感染します。

疥癬虫の特徴

体長は0.2〜0.4mmで、目に見えないくらい小さいです。ふだんは人の皮膚表面に生息しており、人から離れて長く生存することはできません。

卵からかえって幼虫になり、若虫、そして成虫（オス、メス）になります。卵は3〜4日でかえり、そのライフサイクルは10〜14日間です。メスは

オスと交尾をしたあと、手首や手のひら、指の間、肘、わきの下、足首や足の裏、外陰部などに疥癬トンネルと呼ばれる穴を掘り、卵を産み付けます。これらのサイクルが繰り返されるうちに疥癬の症状が出現します。

疥癬の種類

疥癬の症状は大きく分けて2種類あります。どちらも同じ疥癬虫が原因となりますが、身体に寄生している数がまったく違います。通常疥癬は数百匹程度ですが、角化型疥癬の場合は百万匹にも及びます。そのため、後者のほうが感染力は圧倒的に強いです。

●通常疥癬（普通に見られる疥癬）

長い時間、肌と肌、手と手が直接触れることで、疥癬虫が移動して感染します。少しの時間ではほとんど感染しません。まれに、患者さんが使用した寝具や衣類などを交換せずにすぐ他の人が使用することで感染することもあります。感染してから症状が出るまでの潜伏期間は1〜2か月です。

●角化型疥癬（ノルウェー疥癬）

疥癬虫の数が多く、感染力が強いため、短時間の接触、衣類や寝具を介した間接的な接触などでも感染します。また、剝がれ落ちた角質にも多数の生きている疥癬虫が含まれていて、それが付着することでも感染します。角化型疥癬の患者さんから感染する場合、4〜5日後に発症することもあります。なお、角化型疥癬患者から感染した場合でも、まずは、通常疥癬として発症します。

▼疥癬トンネル

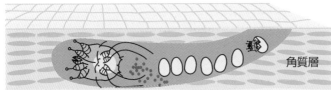

角質層

ヒゼンダニは角質層内に
体を潜り込ませます。
角質層内を掘り進みながら
卵や糞を残していきます。

 治療と看護

　疥癬と診断されたら、すぐに治療を開始し、他の人への感染を防ぎましょう。専用の飲み薬や塗り薬があります。通常疥癬と角化型疥癬では感染力の強さが異なるので、看護の仕方も異なります。病棟で疥癬が発生した場合の対処方法の例を表にまとめました。

対処方法		通常疥癬	角化型疥癬
患者隔離		不要	個室隔離 治療開始後1～2週間
身体介助	手洗い(処置ごと)	励行	励行
	ディスポエプロン(長袖)	状況に応じて(標準予防策)	患者対応時は着用
入浴		入浴に制限なし	入浴は最後とし,浴槽や流しは水で流す 脱衣所に掃除機をかける
居室環境整備	患者居室の殺虫剤	不要	退院時に殺虫剤散布、水拭き、掃除機
	掃除	通常の方法	モップ・粘着シートなどで落屑(らくせつ)を回収後、掃除機で清掃
	布団の消毒	不要	ビニールに入れ、殺虫剤を噴霧し24時間密封
	車椅子・ストレッチャー	患者使用時清拭(せいしき)	殺虫剤散布、掃除機、清拭
	診察室・検査室ベッド	患者使用時清拭	ディスポシーツ使用
	血圧計	患者使用時清拭	殺虫剤散布後、清拭
リネン類	シーツ・寝具	通常の方法 他の患者との共用はしない	自家感染予防のため治療のたびに交換
	洗濯物	ビニール袋に入れて運搬	ビニール袋に入れ、殺虫剤を噴霧し24時間密封
	洗濯	通常の方法	洗濯後に乾燥機を使用。もしくは50℃のお湯に10分間つけたあと、洗濯

※この表で示したのは基本的対策となる考え方であり、詳細は各施設で検討が必要です。
参考：高齢者介護施設における感染対策マニュアル(厚生労働省)、疥癬診療ガイドライン第3版(日本皮膚科学会)

白癬
はくせん

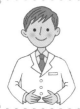

白癬とは、白癬菌（皮膚糸状菌）というカビ（真菌）による皮膚感染症全般のことをいいます。足に見られる場合、一般に**水虫（足白癬）**と呼ばれ、広く知られています。ほかにも爪（爪白癬）や体部（ぜにたむし）、股部（いんきんたむし）、頭部（しらくも）に見られることもあります。

白癬菌の特徴

白癬とは白癬菌というカビによって生じる感染症で、足にできる白癬「**足白癬**」は一般に**水虫**と呼ばれます。白癬菌の栄養源はケラチンというタンパク質の一種で、皮膚の角質や爪など、ケラチンが多く存在する部位に感染します。

原因

白癬菌が皮膚に付着し、湿度や温度の条件がそろうと発症します。足に付着した白癬菌は約24時間で皮膚の角質層に侵入します。白癬菌は靴の中や銭湯の足拭きマットなど、温かく湿った環境で繁殖しやすく、水虫の人が使ったマット、スリッパ、床、畳などに素足で触れることで感染します。足以外に見られる白癬は、本人の足白癬からうつることがほとんどです。

症状

足白癬は、足の裏や指の間に小さな水疱ができたり、皮がむけたりする「小水疱型」、指の間が白くふやける「趾間型」、足の裏やかかとがガサガサになる「角質増殖型」があります。水虫はかゆいというイメージがありますが、足白癬患者の半数以上はかゆみがないといわれており、かゆみは診断の根拠にはなりません。

爪白癬は爪が白く厚くなったり、巻き爪のように変形したりすることがあります。体部白癬や股部白癬は円形または楕円形に赤茶色の発疹ができ、縁が盛り上がったり、皮がむけたりします。頭部白癬は円形にフケがついた状態になり、毛が抜けたり、毛穴が黒く点々と見えたりします。

治療と看護

治療方法と看護について以下にまとめました。

●治療

治療は主に抗真菌作用のある外用薬（軟膏）を1日1回塗布します。爪白癬や角質増殖型の足白癬などでは内服薬を用いる場合もあります。

●看護

軟膏は入浴や足浴のあとで塗布したほうが浸透しやすく効果的なため、忘れずに塗布するようにしましょう。また、足白癬の場合、症状のある部位だけではなく、すべての指の間、足の裏全体に外用薬を塗布し、最低1か月、理想的には3か月程度継続することが望ましいといわれています。

感染予防としては、靴下やバスマット、スリッパ、タオルなど患者専用のものを使用し、他者との共有を避けることが大切です。白癬菌は温かく湿った環境で繁殖しやすいので、使用後はなるべく風通しのよい環境で干すようにしましょう。

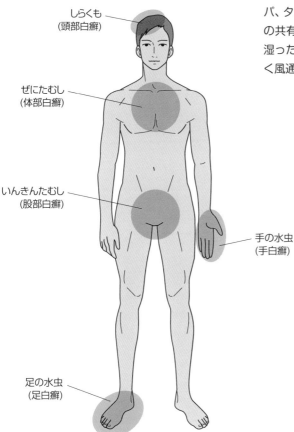

しらくも
（頭部白癬）

ぜにたむし
（体部白癬）

いんきんたむし
（股部白癬）

手の水虫
（手白癬）

足の水虫
（足白癬）

白癬菌は温かく湿った環境で繁殖します。靴下やバスマット、タオルなどの使用後は風通しのよい環境で干すようにしましょう。

新人ナース

ヘルペス

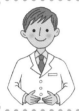 ヘルペスはヘルペスウイルスに感染することで発症します。一般的には、口唇ヘルペスを引き起こす**単純ヘルペスウイルス**(HSV)と、帯状疱疹を引き起こす**水痘・帯状疱疹ウイルス**(VZV)の2種類を**ヘルペスウイルス**と呼びます。

ヘルペスウイルスの特徴

ヘルペスウイルスは、皮膚、口、唇、目、性器などに感染して、液体で満たされた痛みを伴う小さな水ぶくれを形成します。ヘルペスウイルスは非常に感染力が強く、水ぶくれに直接触れるだけでなく、ウイルスのついた粘膜や皮膚と接触することによっても感染します。

ヘルペスウイルスは感染すると症状が治まったあとも体内に潜み続け、身体の抵抗力が落ちると再び暴れ出すため、再発を繰り返すという特徴があります。

原因

感染力が強く、水疱内の透明な液や、皮膚のただれた部分、唾液、ウイルスが付着した手指や器具から接触感染します。そのほか、患者のくしゃみや咳、会話中のウイルスを含んだつばがすぐ近くにいる人の皮膚や口・鼻などの粘膜に直接付着して感染する飛沫感染もあります。

症状

皮膚、口、唇、目、性器などの違和感・かゆみ・ムズムズ感といった自覚症状が始まってから半日程度で赤く腫れ、さらに2〜3日後に痛みを伴い液体で満たされた小さな水ぶくれなどの症状が現れます。大人になって初めて感染した場合など、ウイルスに対して免疫を持っていない場合は高熱などの全身症状を伴う場合もあります。症状が現れてから、2週間ほどでかさぶたができ、自然に治まります。

治療と看護

治療方法と看護について以下にまとめました。

●治療

治療の基本は、ウイルスの増殖を抑えるための抗ウイルス薬を、内服もしくは点滴で全身投与します。そのため、理想としては水ぶくれが現れる前の、ウイルスが増えて症状が出始めた時期に、なるべく早く治療をスタートするのが効果的です。必要に応じて痛み止めを使ったり、発疹の広がりに合わせて外用薬などを用いたりします。

●看護

口唇ヘルペスや性器ヘルペスを再発して症状が軽い場合は、水ぶくれができている場所を石けんと水で優しく洗い、清潔にすることで水ぶくれが治まることもあるため、患部を清潔にすることが大切です。

ヘルペスの症状が現れるときは抵抗力が落ちているため、再発を予防するには疲れやストレスをためる状況を避けるようにアドバイスしましょう。

また、ウイルスが付着した手や食器、タオルなどから他人へうつることがあるため、食器やタオルは共用せず、使用後は洗剤を用いて十分に洗うようにしましょう。

単純ヘルペスウイルス (HSV)	水痘・帯状疱疹ウイルス (VZV)
疾患：ヘルペス性歯肉口内炎（初感染） 　　　口唇ヘルペス（再発） 　　　性器ヘルペス（初感染、再発） 　　　カポジ水痘様発疹症（初感染、再発） 　　　など	疾患：水痘（初感染） 　　　帯状疱疹（再活性化） 　　　（通常再発しない）　など
同じ薬剤で治療するが、投与量が異なる	

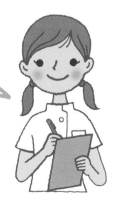

食器やタオルは共用しません。使用後は洗剤を用いて十分に洗うようにしましょう。

新人ナース

腸管出血性大腸菌感染症 (O-157)

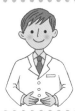

大腸菌は、家畜やヒトの腸内にも存在し、そのほとんどは害がありません。しかし、中にはヒトに下痢などの症状を引き起こす大腸菌があり、**病原性大腸菌**と呼ばれます。そのうち、出血を伴う腸炎などを起こすものは**腸管出血性大腸菌**と呼ばれ、代表的なものに**O-157**があります。

腸管出血性大腸菌 (O-157) の特徴

大腸菌のほとんどは無害ですが、中には下痢を起こすものがあり**病原性大腸菌**と呼ばれています。病原性大腸菌の中でも、腸管出血性大腸菌は毒力のとても強い**ベロ毒素**という毒素を出して、溶血性尿毒症症候群 (HUS) や脳症 (けいれんや意識障害) を起こし、腎不全や神経学的障害などの後遺症を引き起こすことがあります。O-157は、この腸管出血性大腸菌の代表的な細菌です。

原因

飲食物を介する経口感染がほとんどで、菌に汚染された飲食物を摂取するか、患者の糞便で汚染されたものを口にすることで感染します。O-157は感染力が強く、通常の細菌性食中毒では細菌を100万個単位で摂取しないと感染しないのに対し、わずか100個程度の菌数の摂取で発症するといわれています。

症状

症状が出ない場合もありますが、多くは頻回の下痢、激しい腹痛が見られ、症状がひどい場合は、血便とともに重篤な合併症を起こして死に至る場合もあります。感染して4〜8日間の無症状の期間を経て、激しい腹痛を伴う頻回の水様便のあとに血便が出現します (出血性大腸炎)。発熱はあっても軽度です。患者の6〜7%では、発症数日後から2週間以内に、溶血性尿毒症症候群 (HUS) などの重篤な合併症が発症する場合があり、HUSを発症した患者の致死率は1〜5%とされています。

治療と看護

●治療

　対症療法としては、整腸剤を使用し、水分補給、安静を心がけることが主になります。これは、一般的な下痢の症状の際の対処と同じ治療法です。細菌自体ではなく毒素が問題なので、菌をやっつける抗菌薬を使用してもあまり意味はありません。また、下痢止めや痛み止めの薬は、毒素が体外に排出されにくくなってしまうため、使用には慎重な検討が必要です。

●看護

　患者さんは頻回の嘔吐や下痢で、心身ともに消耗していることが多いため、まずは保温と水分補給ができるようにしましょう。

　感染対策としては、患者さんの嘔吐物や糞便を扱う際は、接触予防策（手袋、マスク、ゴーグル、エプロンの着用）を実施します。トイレで排泄できる方の場合は、原則として、トイレで排泄してもらうようにしましょう。汚染した寝衣やリネンは、次亜塩素酸ナトリウムなどにつけおき消毒をしてから、洗濯に出すようにしましょう。また、80℃以上の熱湯に10分以上つけておくという方法でもよいとされています。

　環境整備としては、腸管出血性大腸菌にはアルコールが効くので、患者さんが触れた可能性のある部分をアルコールで消毒するなど、感染を広げない対策が有効です。

名前の由来

　O-157という名前の由来は単純です。大腸菌の表面に付いている抗原という物質を大別すると「**O抗原**」と「**H抗原**」の2つに分けられるのですが、O-157はO抗原を持った大腸菌として157番目に発見された菌であったため、そのまま命名されました。

　ちなみに、抗原というのは、生体内に入ると抗体を作らせる原因となる物質のことです。

　O-157は**ベロ毒素**という毒を作り出すのですが、この名前は、実験に使われる培養細胞のベロ細胞（アフリカミドリザルの腎臓の細胞）を殺してしまうことから来ています。舌（ベロ）とはまったく関係がないようですね。

▼腸管出血性大腸菌（O-157）

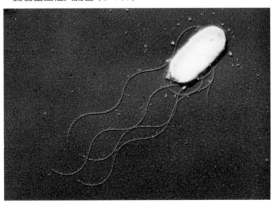

出典：東京都健康安全研究センターホームページより

新型コロナウイルス感染症

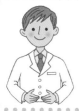

2020年、世界的流行（パンデミック）になりました。人に感染する「コロナウイルス」として新たに見つかった**新型コロナウイルス（SARS-CoV-2）**による感染症です。この感染症を**新型コロナウイルス感染症（COVID-19）**と呼びます。

✚ コロナウイルスの特徴

コロナウイルスは、もともと人や動物の間で広く感染症を引き起こすウイルスとして知られています。人に感染症を引き起こすものはこれまで6種類見つかっていました。その中でも深刻な呼吸器疾患を引き起こすことがある**SARS-CoV（重症急性呼吸器症候群コロナウイルス）**と**MERS-CoV（中東呼吸器症候群コロナウイルス）**以外は、感染しても通常の風邪などのように重度でない症状にとどまるものとされていました。

しかし、今回見つかったコロナウイルスは感染力が高く、重症化するリスクも高い新型のウイルスということがわかりました。そして、ワクチンや治療薬がないため世界がパニック状態に陥りました。

✚ 原因

新型コロナウイルス（SARS-CoV-2）の主な感染経路は飛沫感染と接触感染です。つまり、感染者がマスクをせずに話したり、咳やくしゃみをしたりすると、ウイルスを含む飛沫が放物線を描くように飛び出し、正面にいる人の目や鼻、口の粘膜に接触することで飛沫感染が起こります。また、ウイルスで汚染された環境表面に触れた手で顔の粘膜に触れることで接触感染が起こります。これらの感染経路以外に、換気の悪い空間で**エアロゾル**（直径5μm未満の飛沫）を大量に発生させる手技を実施すると、空気感染のリスクが生じることがあります。

症状

　診断は、患者さんの鼻やのどに付着している粘液を拭ったり唾液を採取したりして、核酸増幅法（PCR法など）を用いて新型コロナウイルスの感染を診断します。また、胸部X線検査やCT検査でインフルエンザや肺炎との鑑別も行います。

　初期症状は発熱、咳、のどの痛み、倦怠感など風邪やインフルエンザに似ていますが、多くの患者さんが味覚や嗅覚の異常を訴えています。約2割は重症化し、悪化すると人工心肺装置（ECMO）が必要になります。急激な重症化の要因として、免疫反応が暴走する**サイトカインストーム**によって体内に炎症や血栓が発生している可能性が指摘されています。

治療と看護

●治療

　特効薬はなく、各国で研究や開発が進められています。エボラ出血熱の治療薬候補である**レムデシビル**を、厚生労働省は2020年5月、国内初の新型コロナウイルス感染症治療薬として特例承認しました。点滴で投与し、ウイルスが細胞の中で増殖するのに欠かせないRNAポリメラーゼという酵素の働きを阻害する仕組みです。腎臓や肝臓への障害の恐れがあり、投与対象は原則として人工呼吸器をつけるなどした重症患者に限られています。

　日本で開発された薬では、抗ウイルス薬「**アビガン**」が注目されています。新型インフルエンザに備え、国内に約200万人分（新型コロナウイルス感染症に使うと約70万人分）が備蓄されており、増産中です。飲み薬で、妊婦や妊娠の可能性がある患者さんには使えません。

●看護

　まずは、感染対策が最優先です。その中でも最も大切なのは手指衛生です。新型コロナウイルスには、標準予防策（スタンダードプリコーション）に加えて、飛沫予防策と接触予防策を併用することが推奨されています。たとえ手指にウイルスが付着したとしても、手指衛生をしっかりすれば、感染を防ぐことができます。患者さんや、患者さんの周囲環境、手指の高頻度接触表面（ドアノブなど）に直接触れたあとは、必ず手指衛生を徹底しましょう。

　患者さんを直接ケアするときには、サージカルマスクを着用します。突然の咳などに備えて、アイシールドやゴーグルを利用することも重要です。

　また、治療方法は確立されておらず、現時点（2020年7月執筆時）では、対症療法しかないため、肺炎が悪化して呼吸状態が悪くなれば酸素投与を行います。さらに、重症化すれば挿管して人工呼吸器による管理が必要になります。電解質異常が見られれば、それを補正する輸液管理を行います。こうして、患者さんの苦痛を取り除くことと、生命を維持する管理をすることによって、回復を待つことができるよう看護を行います。

3　施設や在宅でよく見かける感染症と感染症対策をマスターする

MEMO

chapter 4

病院での処置に対する
感染症対策をマスターする

病院では、様々な治療やケアのための
処置を行います。
安全な処置を提供するために、
感染症対策として行うべきことを覚えていきましょう。

薬剤のミキシング

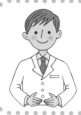

ここからは、よく見かける医療処置に注目して、感染症対策を覚えていきましょう。
病院で働く看護師ならば、薬剤のミキシングは必ず行います。正しい手技とともに、注意する点を学んでいきましょう。

✚ 薬剤のミキシング時には、環境に注意

薬剤のミキシングを行うときに、環境を意識するのは大切なことです。

基本的に、無菌環境下であるクリーンベンチで、薬剤のミキシングを行うことが推奨されています。

しかし、クリーンベンチがない病棟もたくさんあります。どのように対応したらよいでしょうか。

●薬剤のミキシング、環境の整え方

- クリーンベンチがある場合には、その場所で薬剤のミキシングを行う。

- 病棟ごとに決めた場所を清潔ゾーンとする。

- 清潔ゾーンとして決めたテーブルを、アルコールで湿らせたガーゼなどで拭き、消毒を行う。

……というように、作業環境を整えていくのが感染症対策の基本になります。

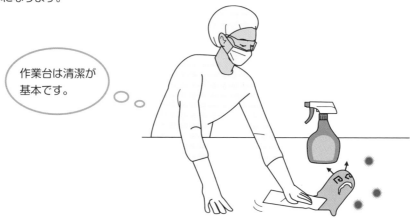

作業台は清潔が基本です。

薬剤のミキシング時には、手指衛生・手袋・マスクは必須

　医療従事者を介して、手指や口腔、鼻腔内から感染が成立する場合が圧倒的に多いので、手指衛生、手袋、マスクは必須となります。薬剤のミキシング時、看護師同士でダブルチェックを行いますよね。そのとき、口腔内の分泌物が飛んで、注射製剤に付着し、そのままミキシングをしたら感染の原因になります。正しい手技と流れを覚えておきましょう。

●薬剤ミキシング時の、看護師の正しい手技

・薬剤ミキシングを行う前には、手指衛生・手袋・マスクを必ず行う。

・輸液製剤のゴム栓部分は、必ずアルコール綿で消毒を行う（中身は清潔でも、外側は汚染されている可能性があるため）。

・手指衛生や手袋を装着していても、刺入部分には絶対に触れない（タッチコンタミネーションを起こし、菌を注入することになるため）。

・シリンジや針を使用するとき、無菌的に操作することを意識し、注入部を触れない。

●薬剤準備から薬剤ミキシングまで、感染に注意した基本的流れ

手指衛生後、作業台をアルコール消毒する。

手指衛生後、手袋、マスクを装着し、薬剤準備を行う
（看護師2人で声を出して、ダブルチェック）。

輸液製剤の穿刺部を消毒し、薬剤ミキシングを行う。

輸液ラインの刺入部に触れずに、輸液製剤の穿刺部に装着する。

上記を1薬剤ごとに繰り返す。

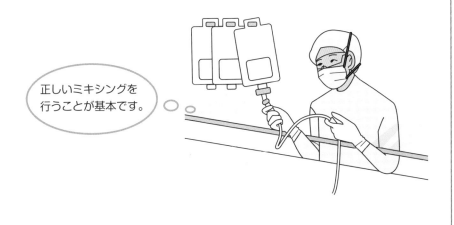

正しいミキシングを行うことが基本です。

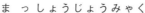

末梢静脈ルート
（まっしょうじょうみゃく）

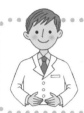末梢静脈ルートの確保は、病棟で働く看護師にとって、一番多く用いる手技の1つですよね。ここでは、末梢静脈留置の正しい知識と、感染が成立しないための正しい方法を覚えていきましょう。

末梢静脈ルートは、下肢より上肢のほうがよい理由

関節など可動する部位へ挿入することは、静脈炎を起こす可能性を高めるという報告があります。

そのため、歩行ができる患者さんに対して、下肢に末梢静脈ルートを留置することは、静脈炎を起こすことにつながりますよね。

上肢といいましたが、肘関節や手首など、よく動かすと思われる部位は、できるだけ避けたほうがよいと覚えておきましょう。

末梢静脈ルートの確保で、優先する挿入部位

患者さんの入院生活、そして静脈炎のリスクを考えた上での、挿入部位の一般的な選択の順番は次のとおりです。

両前腕➡手背➡正中➡上腕➡下肢

もちろん患者さんの状態によって、両上肢に創傷がある、点滴を自己抜針する、上肢に血管が見つけられないなど、様々な要因が絡んでくるので、参考までに覚えておくとよいでしょう。

静脈炎が起こりやすい挿入部位の知識を持って、患者さんの挿入部位を選定していくことが、大事になります。

ベテランナース

末梢静脈ルート挿入部位を清潔な状態にするには

血管内カテーテル関連の感染報告は多く、ガイドラインも出ています。感染を起こさないためには、挿入部位を清潔に保つ必要があり、挿入前の準備が大変重要になります。準備を正しく行うためには、患者さんの協力と看護師の知識が必要になります。

●末梢静脈ルート挿入部位を清潔に保つためには

・ 患者さんが動ける方の場合、両上肢を洗面所などで洗ってきてもらう。

・ 患者さんが動けない方の場合、明らかに目に見える汚れを見つけたら、両上肢の下にシートや尿取りパッドなどを敷いて、洗い流す。

・ 明らかな汚れがない場合は、アルコール綿で挿入部位を拭く。

・ アルコール綿は、1回目の消毒で汚れを落とし、2回目以降で消毒となる（汚れたアルコール綿で拭いても、汚染が広がるだけであるため）。

末梢静脈ルートの留置時間は、どのくらいまでいいの？

基本的には、72～96時間以内に末梢静脈カテーテルを入れ替えたほうがよいと報告されています。72時間を超えると、静脈炎のリスクおよびカテーテルに細菌が定着することによる感染リスクが高まるためです。

ただし、例外はあります。末梢静脈ルート確保が難しい小児、高齢者の場合には、要経過観察となることもあります。臨床現場では、様々なリスクを考えた上で、最善と思われる方法をとっていくのです。

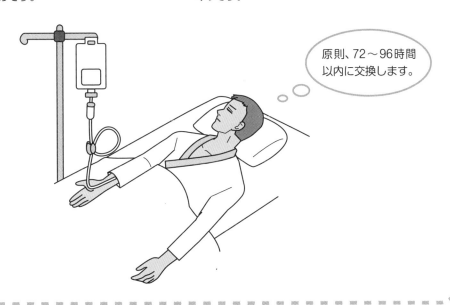

原則、72～96時間以内に交換します。

末梢静脈ルート挿入の正しい手技

　正しい手技を覚えることで、感染を起こさない方法を覚えることになります。物品準備から挿入までの流れを見ていきましょう。

●末梢静脈ルートの物品準備から挿入までの流れ

清潔なトレイに、留置針、駆血帯、輸液、アルコール綿、滅菌された透明のドレッシング材、固定テープ、針捨て容器を準備する。

手指消毒後、未滅菌手袋を装着し患者さんの部屋を訪室。

駆血帯を巻き、上肢などの挿入部位の血管走行を確認。

アルコール綿で2回以上消毒し、留置針を挿入（アルコール消毒後に、血管走行を確認する場合には、再度アルコール綿で消毒すること）。

留置針は、針捨て容器に捨てること（トレイに入れると、針刺しのリスクが生じる）。

滅菌された透明のドレッシング材を挿入部位に貼付。その後、固定テープを使用する。

挿入日の日付をドレッシング材に記載する。

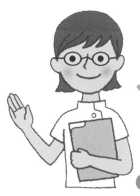

物品の準備不足があると、手技の途中でとりにいくことになります。危険性もありますし、感染の視点からもよくないので、準備は確実に行いましょう。

ベテランナース

78

中心静脈カテーテル挿入介助

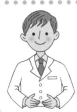

臨床現場において、末梢静脈カテーテルの留置のみでは不十分で、医師が中心静脈カテーテルを挿入する場合があります。ここでは、中心静脈カテーテルの必要性、そして無菌操作がなぜ必要なのかを理解していきます。感染を防ぐことは、患者さんの予後に大きく影響します。

中心静脈カテーテル挿入が、なぜ必要なのか

中心静脈カテーテルを挿入する意味を理解することが大切です。知識を得ることで、自然と感染症対策の視点も生まれるからです。

●中心静脈カテーテル挿入が必要な理由

- ・末梢静脈カテーテルからは、高カロリー輸液を投与することができない（血管炎を起こす）。
- ・点滴漏れが頻発する患者さんに対して、効果的に薬剤を投与する。
- ・末梢静脈カテーテル投与で、頻回に静脈炎を起こす。
- ・複数の薬剤を同時投与できる投与経路を作る。

中心静脈カテーテル挿入前に必要なこと

患者さんが動ける方で、シャワー浴が可能な場合は、挿入部位をきれいにしてもらいます。

しかし、中心静脈カテーテル挿入の対象になっている患者さんは、治療が必要な状態でシャワー浴が厳しい場合もあります。その場合には、清拭を行い、挿入部位を可能な範囲で清潔に保つことが重要です。

中心静脈カテーテル挿入部位は、どこがよいのか

　中心静脈カテーテルの挿入部位は、太い血管がある上大静脈または下大静脈と決まっていますが、どちらを選ぶかによって、挿入するためのアプローチが違うのです。挿入部位を理解することで、どこを清潔に保つ必要があるのか理解でき、感染症対策に有効です。それぞれの挿入部位にメリット・デメリットが存在するので、覚えておきましょう。

●中心静脈カテーテル挿入部位：メリットとデメリット

> ●内頸静脈から挿入し、上大静脈
> 　メリット　：挿入の長さが短く、穿刺が簡単といわれている。
> 　デメリット：首にカテーテルが挿入されているので、違和感を訴える患者さんが多い。また、固定が難しい。
>
> ●鎖骨下静脈から挿入し、上大静脈
> 　メリット　：カテーテルの固定がしやすい。違和感を訴える患者さんが少ない。
> 　デメリット：合併症のリスクが一番高く、誤穿刺による気胸を起こすことが、まれにある。
>
> ●大腿静脈から挿入し、下大静脈
> 　メリット　：穿刺の合併症が一番少ないとされている。
> 　デメリット：歩行する人にとっては、不向き。寝たきり患者さんの場合、排泄物による汚染の可能性が高まる。

　このように、どの挿入部位がよいのか、一概にはいえません。患者さんの状態に合わせて、挿入部位を医師が選定していきます。

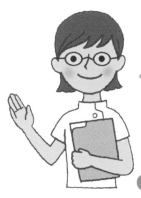

中心静脈カテーテルは、名前のとおり太い血管に入れることを意味します。ここから感染してしまうと、全身に菌がまわり、敗血症を起こす可能性があることを覚えておきましょう。

ベテランナース

中心静脈カテーテル挿入介助前の、物品準備

　挿入介助をする前の物品準備について覚えましょう。何度もナースステーションに戻ることは、医師の手技が滞る＝患者さんの苦痛時間が長くなってしまうことを覚えておきましょう。

●中心静脈カテーテル挿入介助の際に用意すべき物品

- ・中心静脈カテーテル（内頸と鎖骨下は短いもの、大腿部は長いものを準備）

- ・滅菌オイフ（穴あきオイフは挿入部位以外を覆い、もう1つのオイフは清潔区域を作る）

- ・医師用にマスク、帽子、滅菌オイフ、滅菌手袋（医師のサイズに合わせて）

- ・自分用にマスク、未滅菌手袋、ガウン

- ・滅菌ガーゼ（10枚ガーゼなど多めに用意）

- ・局所麻酔薬

- ・消毒液

- ・綿球

- ・縫合糸

- ・縫合セット

- ・滅菌ドレッシング材と固定テープ

- ・生理食塩水とヘパリン

- ・鑷子（医療器具のピンセットで、清潔操作に必要）

医療施設によって、中心静脈カテーテルセットとして、セット化されていることも多いです。セットに入っていない不足のものを準備できるようにしましょう。

先輩ナース

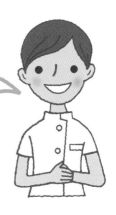

✚ 中心静脈カテーテル挿入介助の、無菌操作

●中心静脈カテーテル：挿入介助の流れと無菌操作

患者さんに臥位(がい)の姿勢になってもらい、物品準備を行う。

⬇

医師にマスクと帽子、滅菌手袋を装着。滅菌ガウンは看護師介助で、ガウンテクニックを使用し不潔にしない。

⬇

穴あき滅菌オイフを無菌操作で医師に渡し、挿入部位にあてる。

⬇

もう1つの滅菌オイフを無菌操作で処置台などに広げ、清潔スペースを作り上げる。

⬇

滅菌オイフに、物品を清潔な状態で展開していく。

⬇

無菌操作で開けた鑷子を使用して、滅菌オイフの上にある物品を、医師が使用しやすいように整える。

⬇

局所麻酔を医師がするので、シリンジに吸いやすいように、アンプルを開ける。もしくは、滅菌カップに無菌操作で準備しておく。

⬇

生理食塩水＋ヘパリンの混合薬を、滅菌オイフにある滅菌カップに入れておく。

⬇

医師が穿刺をして、カテーテル留置が完了したら、縫合してもらい、何cm何針固定なのかを確認。

⬇

レントゲンで医師が確認し、正しく挿入されていれば固定をして、薬剤投与開始。

無菌操作の様子です。

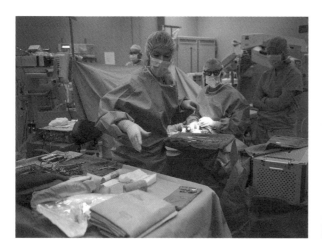
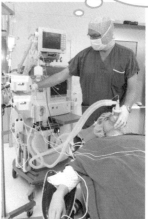

中心静脈カテーテル挿入後

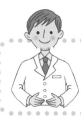

中心静脈カテーテルが挿入されてからは、感染管理が大変重要になっていきます。正しい感染管理を覚えましょう。

✚ 中心静脈カテーテルの滅菌透明ドレッシング材の交換

96時間～7日ごとに交換することが推奨されています。なので、シャワー浴が許可されている患者さんの場合、シャワー浴後に滅菌透明ドレッシング材を定期的に交換するのは、時期的にもちょうどよいですよね。

ただ、例外はもちろんあります。滅菌透明ドレッシング材が、

・湿っている
・緩んで剥がれかかっている
・血液や浸出液などで明らかに汚れている

のいずれかに該当する場合には、その都度交換が必要です。

シャワー浴をする場合、中心静脈カテーテル挿入部位に水が入らないように完全に防水しますが、湿りますよね。なので、この場合も上記に該当するので、交換が必要です。

末梢静脈カテーテルと中心静脈カテーテルは、どちらも血管に入っています。特に太い血管に入れている中心静脈カテーテルは、より感染管理が大事なのですね。

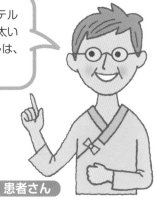

患者さん

中心静脈カテーテル挿入部の消毒方法

●中心静脈カテーテル挿入部の消毒手順

手指消毒を行い、未滅菌手袋とマスクを着用する。

中心静脈カテーテル挿入部の、滅菌透明ドレッシング材を丁寧に剥がす（挿入部に触れない）

手指衛生をし、新しい未滅菌手袋を着用する。

ポピドンヨード製剤で挿入部周囲を消毒。内側から外側にかけて、2回消毒を行う（スワブスティックがあれば簡便）。

2分以上時間を置き、乾燥するのを待つ（消毒効果が高まるため）。

滅菌透明ドレッシング材を貼付。挿入部に出血や皮膚かぶれなどがある場合には、滅菌ガーゼを貼付し、毎日交換に切り替える。

カテーテルが引っ張られないように、固定する。

中心静脈挿入と管理

Nurse Note

- 中心静脈カテーテル挿入時には、必ず無菌操作で対応する。
- 挿入前には、事前に準備しておく物品が多いので注意する。
- 中心静脈カテーテルは、太い血管に入れるので、より厳重な感染症管理が必要。
- 中心静脈カテーテルの挿入部位によって、メリット、デメリットが存在する。

　挿入時の無菌操作も大事ですが、挿入後の中心静脈カテーテルを適切に管理することが、感染症対策には大切です。

滅菌透明ドレッシング材を剥がしたときは、挿入部の発赤や滲出液(しんしゅつ)がないか、カテーテルの縫合糸に問題がないか、カテーテルの位置に変化がないか、の観察が大切です。

ベテランナース

中心静脈カテーテルの輸液セットは、いつ交換するか

ガイドラインを参考にすると、72～96時間以内に頻回に交換する必要はないとされています。なので、基本的には週に1回交換していくかたちでよいでしょう。

ただし、例外はあります。

・脂肪乳剤
・血液製剤

これらを投与した場合には、微生物の増殖を助長させてしまうので、24時間以内に交換する必要があることを覚えておきましょう。

中心静脈カテーテル：4つの感染経路

感染症対策を行う上で、この知識はとても大事になるので、覚えておきましょう。

●中心静脈カテーテル：4つの感染経路

・ 中心静脈カテーテル挿入部位の汚染（不適切な消毒や固定、ドレッシング材の管理、挿入手技自体が不適切）

・ 輸液セットからの汚染（セット交換時の不適切な手技、交換時期が長い、など）

・ 薬液の汚染（薬剤ミキシング時の不適切な手技）

・ 医療従事者の不適切な手指衛生、手袋やマスクを着用していない

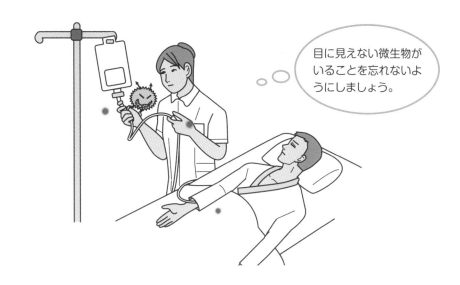

目に見えない微生物がいることを忘れないようにしましょう。

尿道留置カテーテル挿入時と
留置後の管理

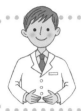

臨床現場において、尿道留置カテーテルを挿入されている患者さんは多いです。ここでは、挿入時と留置後の管理について、正しい感染症対策の知識を身につけましょう。

尿道留置カテーテルは、なぜ必要なのか

感染経路になるなら、入れないほうがよいと考えるかもしれません。感染症対策の視点から考えると、まさにそうです。ですが、患者さんの状態によっては、尿道留置カテーテルが必要な場合があるので、知識の整理をしましょう。

●尿道留置カテーテルが必要なケース

- ・循環不全の患者さんで、尿量を正確に把握しコントロールする必要がある。

- ・尿閉の患者さんで、尿道留置カテーテルを挿入しないと、尿を排出できない。

- ・褥瘡のある患者さんで、尿失禁によって創部が汚染し、治癒が遅延してしまう場合。

- ・脊椎損傷の患者さん。

こういった場合には、尿道留置カテーテルが必要になります。感染症対策の視点を常に持つために、なぜこの患者さんが尿道留置カテーテルを入れておく必要があるのかを考えておく必要があります。

まれに、急性期で治療をしていた患者さんが、寝たきりという理由だけで、尿道留置カテーテルが挿入されたままの場合があります。

尿路感染症を起こすことを考えると、不要な尿道留置カテーテルは抜去することが大事です。

尿道留置カテーテル挿入時の無菌操作

●**尿道留置カテーテル：無菌操作による挿入手順**

カーテンやバスタオルの準備など、環境を整えたあと、患者さんを仰臥位の姿勢にし、下着やズボンなどを下げる。

↓

協力が得られる場合、股関節を開いてもらい、不潔になりづらい姿勢になってもらう。

↓

（尿道カテーテル挿入セットを使用することが多いので、以下、その想定で記載）
中身を不潔にしないように、尿道カテーテル挿入セットを開封する。

↓

セットには、綿球や10%ポピドンヨード（消毒薬）、カテーテルゼリー、鑷子、処置用シーツがあるため、処置用シーツを臀部の下に敷く。

↓

手指消毒、手洗いを行い、滅菌手袋を不潔にしないように装着。

↓

綿球に10%ポピドンヨードを染み込ませ、滅菌蒸留水でバルーンを膨らませ、破損がないか確認、カテーテルゼリーをカテーテルにつけられるように準備しておく。

↓

女性の場合、小陰唇を片手で開き、男性の場合、陰茎を持ち上げ、維持する。

↓

女性の場合、尿道から膣に向かって、綿球に染み込んだポピドンヨードで3回消毒。
男性の場合、尿道に円を描きながらポピドンヨードで3回消毒。

↓

利き手にカテーテルを鑷子で持ち、カテーテルゼリーを塗布し挿入。

↓

女性では6cm前後、男性では20cm前後挿入し、尿の流出を確認したら、滅菌蒸留水を注入してバルーンを膨らます。

↓

抜去されないか確認をし、物品を片付ける。

セット開封後の準備中、挿入開始までに不潔になりやすいことを、覚えておきましょう。

先輩ナース

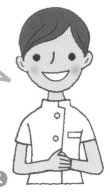

尿道留置カテーテル留置後の感染管理

　病棟管理をする上で、留置後の感染管理は非常に重要です。日が経つごとに尿内の細菌は増殖していくといわれているので、清潔に保つということを、意識しましょう。

●尿道留置カテーテル留置後の感染管理

- 入浴日以外には、尿道口の洗浄を毎日行うこと。

- 排便があった場合、汚染を取り除き洗浄する。

- 基本的に膀胱洗浄は行わない。閉塞した場合には、尿道留置カテーテルを再留置、またはその必要性を検討する。

- 尿道カテーテルとドレナージチューブは、外すことで感染経路になるため外さない。

- 尿道留置カテーテルは、必ず膀胱より低い位置で管理する（高い位置もしくは同じ高さの場合、逆流し感染リスクが高まることを覚えておく）。

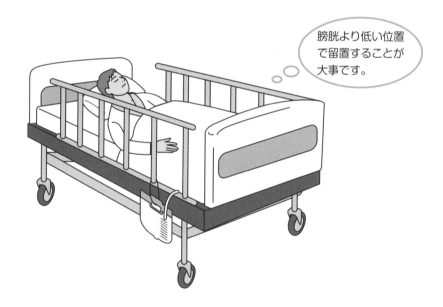

膀胱より低い位置で留置することが大事です。

- 尿道カテーテルを大腿内側、または下腹部に固定する（尿道口を傷付けないことで、感染予防になる）。

尿道留置カテーテル 挿入中の患者

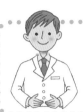

尿道留置カテーテル留置後の管理について基本的な部分を前ページに記載しました。ここでは、留置後の細かな感染症対策について、覚えていきましょう。

陰部洗浄ボトルの、基本的な取り扱い方

・洗浄時に、ボトルが汚染されている可能性があり、感染源になりうるので、1患者1ボトルが基本。

・使用後にベッドパンウォッシャーによる洗浄をしっかり行い、微生物汚染を取り除く。

・洗浄後にしっかり乾燥させてから、再利用していく。

たまった尿を正しく捨てる方法

・標準予防策である未滅菌手袋、マスク、ディスポエプロンを装着する。

・複数の患者さんの尿を捨てる場合、1患者ごとに標準予防策を行う。

・正しい方法で行わないと、交差感染のリスクがあることを理解する。

1処置1患者さんを徹底します。

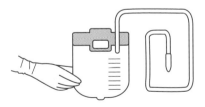

尿道留置カテーテルの交換目安

CDCガイドラインでは、定期交換は不要とされています。

基本の考えとしては、早期抜去に勝るものはありません。ですが、尿道留置カテーテルを長期で留置しなければいけない状態の方もいますよね。

●尿道留置カテーテルの交換基準

・感染兆候が見られた場合は、速やかに交換する。

・交換する際には、カテーテルと採尿バッグを一緒に交換する。

・長期留置中で、トラブルがない場合は、メーカー推奨時期に交換。臨床経験上、1か月前後で交換することが多い。

尿道留置カテーテルから検尿をする場合

発熱をした場合、泌尿器科を受診する際には、尿検査が必要になることがあります。正しい検尿

採取を行わないと、感染源になるので注意が必要です。

●尿道留置カテーテルからの検尿採取方法

手指衛生を行い、未滅菌手袋を装着。

採尿ポート部をアルコール綿で消毒。

10mlのシリンジで採取する（患者さんの尿量が少ない場合は、一時的にクランプをして尿をためる必要あり）。

尿道カテーテルとドレナージチューブのつながっている部分を外して採取すると、そこが感染源になるので、必ず採尿ポートから採るようにしましょう。

ベテランナース

ドレーン挿入中の感染症対策

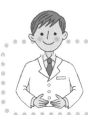

入院中の患者さんには、治療のために様々なドレナージチューブが留置されています。ドレーン管理は、感染症対策において非常に重要です。

✚ ドレーンの排液を捨てるときの感染症対策

標準予防策である、未滅菌手袋、マスク、ディスポエプロンの装着を1患者ごとに行い、交差感染を起こさないように行動することが、基本になります。

- ・標準予防策を徹底する。
- ・医療従事者の手を介しての交差感染を予防するという知識を持つ。
- ・排液を排出後、アルコール綿で排出口を拭き取る。

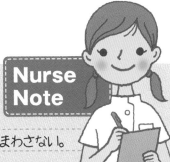

尿道留置カテーテルの管理方法 Nurse Note

- 陰部洗浄ボトルは、1ボトル1患者さんを徹底。使いまわさない。
- 尿を捨てるときは、標準予防策を必ず行う。
- 膀胱洗浄は、尿路感染症を引き起こすリスクがある。
- 膀胱より低い位置で管理しないと、感染症を起こすリスクがある。

不要な尿道留置カテーテルを早期抜去することが、一番の感染症対策だということを覚えておきましょう。

ドレーン挿入部の処置をするときの感染症対策

　　ガーゼ保護の場合と滅菌透明フィルムドレッシングで保護する場合があります。違いについて理解しましょう。

●ガーゼ保護と滅菌透明フィルムドレッシングによる保護の違い

- ・微生物の進入を防ぐためには、滅菌透明フィルムドレッシングが有効。

- ・挿入部からの滲出液が多い場合には、ガーゼ保護が有効。フィルムドレッシングだと、剥がれてしまい、皮膚周囲の汚染もある。結果として、不潔になってしまう。

- ・滲出液が少なければ、挿入部の観察もできるフィルムドレッシングが一般的。

ドレーン挿入部のガーゼやフィルムドレッシングの交換時期

　　ガーゼの場合、滲出液の汚染が考えられるので、毎日交換もしくは、上層部までガーゼ汚染が見られれば適宜交換が必要になります。また、挿入部の観察をするためには、ガーゼを外す必要があるので、その際にも新しいガーゼが必要になりますよね。

　　フィルムドレッシングの場合には、ドレーン挿入部の皮膚トラブルや剥がれがなければ、交換せずに様子を見ます。

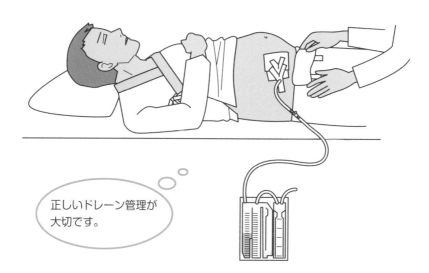

正しいドレーン管理が大切です。

ドレーンの逆行性感染とは

ふだんはドレナージによって、体内➡体外へ排出されますが、体外➡体内へ戻ってしまい、微生物が侵入することをいいます。

●ドレーンの逆行性感染を起こす原因

・ドレーンが身体の下に入っており、屈曲。ドレナージがなされていなかった。

・ドレーンの固定位置が高いため、正しいドレナージがなされていなかった。

・ドレーンの浮遊物が多く、詰まっていた。

・排液口をアルコール綿で拭いて清潔に保つことを怠っていた。

これらのドレーントラブルが起きていないか、排液量や性状を観察していくことが大切です。

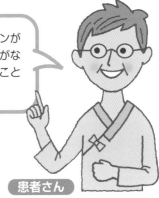

治療内容によって、いろいろなドレーンが入っていますよね。正しいドレナージがなされて、感染症を起こさないということが、大事なのですね。

患者さん

column

感染症が判明している患者さんは氷山の一角？

chapter 1のウインドウピリオドの説明（本文28ページ参照）で触れましたが、感染症の検査で必ずしも陽性になるとは限りません。そればかりか、まだ発見されていない感染症も多く存在していると考えたほうが安全です。

「感染症が陰性だったから大丈夫」ではなくて、「○○の感染症はなかったけど、他の感染症があるかもしれない」ということを、常に意識して行動しましょう。

この考え方を持っているだけで、自分の身を守り患者さんに伝播させないという予防行動につながります。標準予防策がとても重要だということを、より理解することができますよね。

褥瘡処置
じょく そう

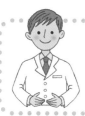

入院する前に、体動不能、栄養状態不良などが原因で、褥瘡が発生していることがあります。褥瘡部の悪化を防ぐとともに、感染を起こさないことは非常に大事になります。

褥瘡部には、消毒ではなく生理食塩水や微温湯洗浄

イメージとしては、傷口を見たら消毒しないといけない感覚がありますよね。

しかし、消毒をルーチンとして行ってしまうと、褥瘡治癒に必要な細胞を障害することにつながり、褥瘡治癒を遅らせてしまいます。結果として、感染率を高めてしまうことになります。

●瘡傷治癒を促進させるために必要な処置と知識

・褥瘡部の滲出液や壊死組織を洗浄し、清潔に保つこと。

・乾燥させると細胞にダメージを与えやすく、褥瘡治癒によくない。

・湿潤環境を維持することが、褥瘡治癒において大切。

・洗浄ボトルに生理食塩水または水道水（微温湯）を入れて、洗浄する（洗浄ボトルは清潔なものを使用すること）。

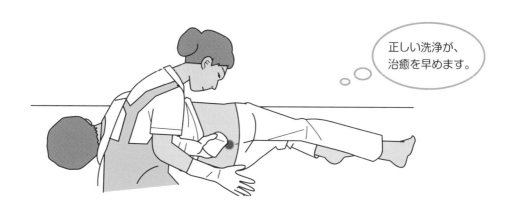

正しい洗浄が、治癒を早めます。

褥瘡があっても、入浴やシャワー浴は可能

傷があると、入浴やシャワー浴をしてはいけない、というイメージがありますよね。でも、洗浄ボトルの水道水で洗い流していることを考えると、むしろメリットのほうが大きいです。

- ・褥瘡部にある細菌や皮膚周囲の汚染を洗い流せるため、褥瘡治癒に有用。

- ・褥瘡部に湯をかけるので、血行促進効果が期待される。

- ・感染面でも、褥瘡部の清浄化につながり感染率を低下させることができる。

清潔に保つことが重要です。

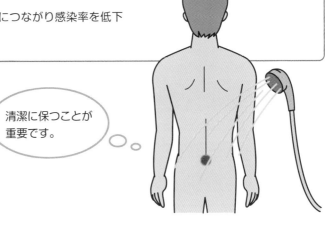

標準予防策を行い、褥瘡洗浄を行うのが基本

- ・標準予防策として、未滅菌手袋、マスク、ディスポエプロンを装着する。

- ・医療従事者の手を介して、交差感染を起こす可能性があることを理解する。

- ・目に見えて手袋に汚染がある場合、処置の途中でも手袋を交換する。

- ・臨床現場では、処置用シーツもしくは尿取りパッドを敷き、汚染しないように配慮する。

褥瘡部の洗浄時、滲出液の量や性状、においを観察し、感染兆候がないかを見ていき、悪化していないか観察していくことが大切です。

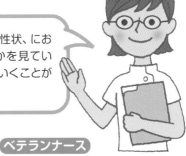

ベテランナース

ストーマの排泄ケア

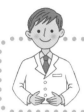

ストーマ（人工肛門）を装着している患者さんに対しては、排泄ケアを適切に行うことが、感染症対策において大切です。覚えていきましょう。

✚ ストーマ装具交換時の感染症対策

ストーマ装具交換を自力で行えない患者さんの場合、看護師が交換することも多いです。そのときは、交差感染を起こさないように、感染症対策を行うことが大切です。

● ストーマ装具交換時の感染症対策と手順（ベッド上で行う場合）

新しいストーマ装具とビニール袋、洗浄ボトル、処置用シーツなどを準備。

標準予防策として、未滅菌手袋、マスク、ディスポエプロンを装着（手袋だけでは、便が水様便の場合、飛散する可能性があり防護することができないため）。

ストーマ装具を丁寧に剥がす（ストーマ周囲の皮膚トラブルは、感染リスクを高める）。

石けんを使用して、皮膚周囲の汚れや排泄物を微温湯洗浄する。

皮膚をこすりすぎないように配慮することが、トラブル予防になる。

新しいストーマ装具を装着する（サイズが合わない場合、あらかじめカットしておく）。

後片付けをして、防護具を外し手指衛生をする。

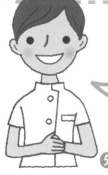

シャワー浴ごとに、ストーマ装具交換を行う習慣の方が多いです。その場合は、浴場で丁寧に洗い流してから、ストーマ装具を装着していきます。

先輩ナース

ストーマの自己管理に向けての感染症対策

　ストーマの適切な自己管理を患者さんに指導していくことは、退院後の在宅生活のために、非常に大切なことです。

●ストーマ自己管理に向けて、感染症対策の視点

・ストーマ装具交換時、ストーマ周囲を丁寧に洗浄することが大事。

・ストーマ周囲の皮膚トラブルが、感染のリスクを高める。

・ストーマ周囲の皮膚トラブルの場所によって、排泄物、皮膚保護材の刺激など、トラブルの原因が異なることを伝える。

・ストーマ周囲に赤みやただれなどがある場合、医療施設へ早期に相談することで大きなスキントラブルへの発展を防止できることを伝える。

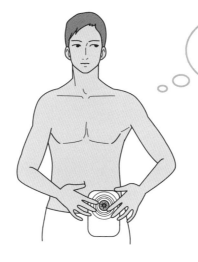

患者さんに正しい管理を伝えることが大事です。

ストーマ周囲のトラブルの原因としては、便性状が水様便に変化、セルフケア不足、ストーマ装具が合わないなど、様々なことが考えられます。ストーマ周囲を観察していき、原因が何かを考え、患者さんにとって最適な対策を選択していくことが、QOL向上のために大切です。

ベテランナース

経管栄養の栄養剤の準備

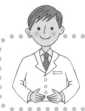

経管栄養を行っている患者さんに関わることは多いです。経管栄養について、感染面の知識をつけていきましょう。

経管栄養に使用するシリンジ、PEGチューブの取り扱い方

　私たちの食事と同じように、1日3回栄養を投与していくのが一般的です。1回使用するたびに、シリンジやPEGチューブを適切に処理することが、感染症対策として大切です。

●患者さんに使用後のシリンジ、PEGチューブの感染症対策

- ・使用したシリンジ、PEGチューブは、ママレモンなどの中性洗剤で有機物を落とす。

- ・0.01%次亜塩素酸ナトリウムに1時間以上つけて、消毒を行う。

- ・消毒後、しっかり乾燥させてから再利用していく。

- ・乾燥が不十分だと、感染リスクがあることを知っておく。

- ・有機物をしっかり取り除かないと、次亜塩素酸ナトリウムの消毒効果が弱まる。

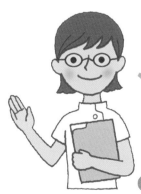

シリンジの押し子（ゴムの黒い部分）には、シリコーン油と呼ばれるものがついていることで、滑らかな動きになっているのです。何度も使用しているうちに、動きが悪くなるのは、このシリコーン油がなくなるからです。

ベテランナース

経管栄養を早めに準備すると、感染リスクを伴う

経管栄養の患者さんが多い場合、夜間早めに準備したいですよね。しかし、開封と同時に微生物の汚染が始まるということを知っていると、どうでしょうか。

●感染を起こさない、経管栄養の準備時間

開封0時間後に、微生物の増加が始まる。

・8時間後、12時間後になると、微生物が急激に増加するようになる。

・8時間以内をひとつの目安として考えていく。

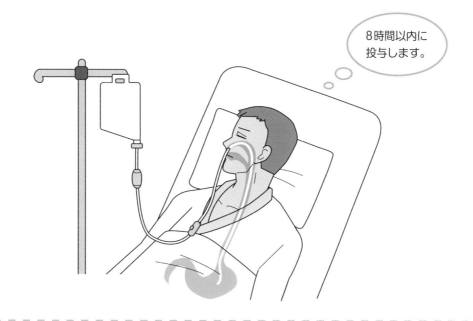

8時間以内に
投与します。

1患者1処置を忘れない

経管栄養を投与する際には、不潔な手で投与しないために、

・手指衛生
・未滅菌手袋
・マスクの着用

といった対策を1患者さんごとに行うことが大切です。

吸引カテーテルの管理

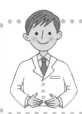

肺炎や気管切開をしている患者さんなど、痰を自力で出すことができない患者さんに対して、気管内吸引を行いますよね。吸引時の感染症対策、吸引カテーテルの取り扱いについて学んでいきましょう。

✚ 吸引器や口腔のみの吸引カテーテルは、いつ洗浄・消毒？

絶対、こうしなければいけないというエビデンスは少ないです。そのため、医療施設によっても基準が違います。基本的には1日1回、洗浄や消毒を行ったほうがよいと考えられます。

●吸引ビンや吸引ホース（内側）の消毒方法

- ・吸引ビンを消毒する前に、ママレモンなどの中性洗剤で有機物を取り除く。

- ・次亜塩素酸ナトリウムで消毒を行う（有機物が付着していると、消毒不十分）。

- ・十分に乾燥してから、再装着を行う。

- ・吸引ホース（内側）は、中性洗剤と水を合わせたものを吸わせて、消毒をする。もしくはディスポなので、交換するのがよい。

気管切開や気管挿管をしていない患者さんの場合は、吸引後、吸引カテーテル接続部から先端までをアルコール綿で拭き取ることで、再使用が可能となっています。

先輩ナース

気管内吸引の手順と感染症対策

気管内吸引は、咳嗽反射が強く出現することが
多いので、感染症対策が必要です。

●気管内吸引の手順、感染症対策

手指衛生を行う。

↓

標準予防策の未滅菌手袋、マスク、ディスポエプロン、さらにフェイスシールドを着用。

↓

吸引カテーテル、コップに水道水を入れる。

吸引機に吸引カテーテルを装着し、気管切開部または気管挿管部より先に挿入し吸引。

口の中の分泌物を吸引。

↓

吸引チューブを丸めて手袋と一緒に捨てる。

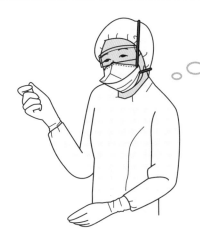

自分自身を守る
標準予防策が大切です。

気管内吸引の場合には、毎回交換が必要

人工呼吸器関連肺炎（VAP）を予防するという
知識が大事です。

人工呼吸器装着患者さんの肺炎リスクは、6〜
21倍と高い数字が出されています。

気管内吸引を行う際、清潔な吸引カテーテルを
使用するべきなのは、汚染していると下気道に細
菌を押し込む可能性があるためです。

汚染した吸引カテーテルを使用するのは、細菌
を置いてくるようなものだ、というイメージを持
つと、その危険性がよくわかります。

4

病院での処置に対する感染症対策をマスターする

口腔ケア

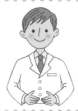

健康な状態であれば、唾液が分泌されて自浄作用がありますよね。しかし、消化器疾患や肺炎などで、長期にわたって経口摂取ができない場合、様々な機能は弱まっていき、口腔内が不潔になり、さらに感染につながります。感染症対策として、口腔ケアを学んでいきましょう。

✚ 口腔ケアを行うときの、感染症対策

口腔ケア実施時に、咳嗽が起こる場合があります。またケア中に、汚染物が飛び散る可能性があるため、標準予防策は必要です。

標準予防策として、未滅菌手袋、マスク、ディスポエプロン、ゴーグルを着用し、交差感染予防を徹底することが大切です。

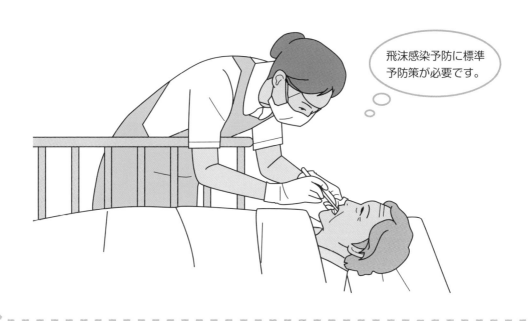

飛沫感染予防に標準予防策が必要です。

誤嚥リスクが高い患者さんに行う口腔ケア

ケアをすることで、誤嚥性肺炎を発症させてしまうリスクがあります。汚染物が咽頭に付着しないようにすることが、大切です。

口腔内の分泌物が多い場合には、口腔ケアの前に吸引を行うことがポイントです。ケア中にも、吸引を同時に行うのがよいです。

口腔内の乾燥が強い場合、感染リスクは高まる

口腔内が乾燥している場合、傷付きやすい状態になっていることを意味します。自浄作用が落ちているため、細菌も増殖し、口腔内が汚染しています。そして、傷から細菌が侵入すると、感染が成立してしまいます。傷付けず、口腔内を清浄化することが、感染症対策として必要になります。

●口腔内が乾燥しているときのケア方法

- ・汚染物がある場合には、可能な範囲でスポンジブラシなどを使用し、除去する。
- ・口腔内の乾燥が強く、傷付ける可能性がある場合は、ケア前に保湿剤を使用するのが効果的。
- ・保湿剤➡口腔内の汚染物を除去➡保湿剤で、乾燥を防いでいく。
- ・患者さんがずっと開口している場合には、乾燥が強くなるので、ケア回数を検討する。この場合、各勤務1回ずつが妥当なことが多い。

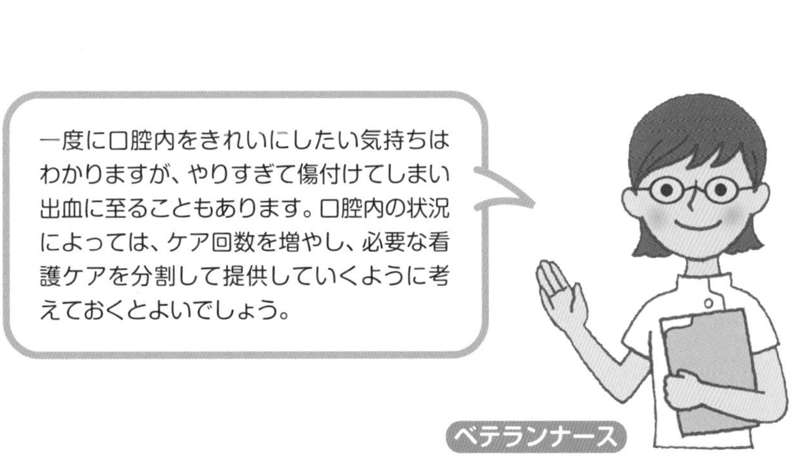

一度に口腔内をきれいにしたい気持ちはわかりますが、やりすぎて傷付けてしまい出血に至ることもあります。口腔内の状況によっては、ケア回数を増やし、必要な看護ケアを分割して提供していくように考えておくとよいでしょう。

ベテランナース

右縦書き： 4　病院での処置に対する感染症対策をマスターする

一処置一手洗い

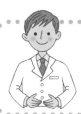

臨床現場は、本当に忙しいですよね。基本の手指衛生ですが、手洗いが必要なときと手指消毒でよい場合の感染知識をしっかり覚えることが、感染症対策において大変重要です。

流水＋石けんと手指消毒、除菌効果はどちらが高いの？

・ 流水＋石けんによる手洗いでは、人によって、洗い残しが多い場合がある。

・ グリッターバグという機械で、洗い残しがどこにあるのかを確認することができる。

・ 人によって、洗い残しをしがちな場所があるので、重点的に洗うようにすることが大切。

・ 手指消毒は、簡便でありながら除菌効果が高いといわれている。

手指消毒は、除菌効果が高いです。

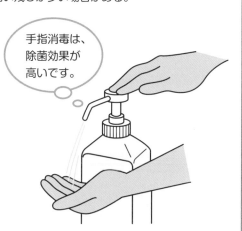

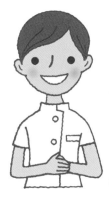

忙しい臨床現場では、時間をかけて手洗いを行うことが困難な場合が多いです。一方、手指消毒は簡便なので励行しやすく、確実な手指衛生が期待できます。

先輩ナース

手指消毒だけだと不十分な場合は、どんなとき？

- ・目に見えて手が汚れているとき、手指消毒では汚れを落とすことができないので、流水＋石けんで手洗いを行う。

- ・CD（クロストリジウム・ディフィシル）陽性と、ノロウイルスの患者さんの場合、アルコール消毒は効果に乏しいため、流水＋石けんで手洗いを行う。

- ・患者さんへの抗生剤投与後に下痢がある、または冬季に突然嘔吐・下痢症状がある場合には、CD陽性とノロウイルスを疑い、流水＋石けんで手洗いを行う。

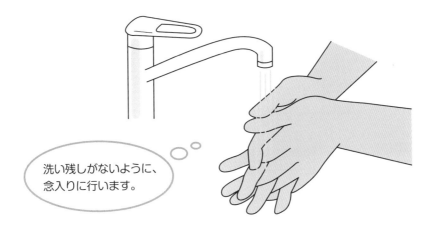

洗い残しがないように、念入りに行います。

どんなに手洗い場が遠くても、患者さんの状況によっては、手指消毒ではなく、流水＋石けんの手洗いが大事です。交差感染を起こさないように、手洗いの必要性を覚えておきましょう。

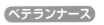

ベテランナース

多忙な臨床現場では予備洗浄が大切！

　chapter 1で、一次消毒ではなく、一次洗浄が大事だということを書きました。本来であれば、使用した医療器材をすぐに洗浄することが望ましいです。しかし、日々忙しい臨床現場では、それが困難な場合が想定されます。

　時間が経過すればするほど、医療器材に付着した汚染物を除去することが難しくなります。

　そのようなときに有効なのが、予備洗浄スプレーを使用することです。医療施設によっては、医療器材について一次洗浄をせず、予備洗浄スプレーを最初から使用する場合もあります。これを使用することで、乾燥や固化を防ぎ、汚染物を除去しやすい状態を保つことができます。覚えておきましょう。

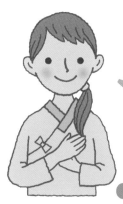

一処置一手洗いを、医療従事者の方は徹底していますよね。私たち患者側としても、ある程度、日常生活が自立しているのであれば、手指衛生の協力をしていくことが、より感染症対策になります。お互いに気をつけていくことが、感染症対策に必要なことですよね。

患者さん

chapter 5

感染症対策を事例から
マスターする

臨床現場の事例を想定することで、

臨床現場で活用しやすいように書きました。

参考にしてみましょう。

集団感染（アウトブレイク）

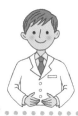

ここからは、臨床現場で起きる事例を通して、感染症対策を実践できるようにしていきましょう。
集団感染（アウトブレイク）が起きると、次々に患者さん、医療従事者に感染していき、重症化すると、死に至る場合もあります。感染をこれ以上、拡大させないような対応が必要になります。

アウトブレイクが疑わしいとき、どう対応する？

いきなりアウトブレイクになるというよりは、必ず疑わしい状態の時期があるはずです。疑わしい状態のとき、適切な行動をすることが、感染拡大を防止することにつながります。

●アウトブレイクが疑わしいときの行動

・アウトブレイクを疑う患者さん、症状、病室を把握するために情報収集をする。

・情報収集後、病棟全体で共有、感染対策委員会に報告。

・感染を疑う患者さんの個室隔離。個室が足りないときは大部屋にコホート隔離（感染疑いがある患者さん同士を同室にする）。

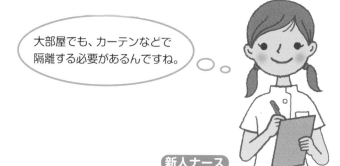

大部屋でも、カーテンなどで隔離する必要があるんですね。

新人ナース

・面会制限を行い、院外に感染が拡大しないようにする。

多剤耐性菌感染が原因のアウトブレイクだと確定した。どう対応する？

対応としては、アウトブレイクを疑ったときの感染症対策を継続していくことになります。多剤耐性菌は、chapter 2で解説したMRSAや緑膿菌などが該当します。詳細はそちらに書いたので省略しますが、治療に有用な抗菌薬が効きづらい状況だということです。

正式に感染対策委員会に報告し、10名以上の感染症が確認された場合には、保健所に報告するようにします。

●多剤耐性菌による感染拡大を防ぐための対応

・医療従事者の手を介して感染が拡大するので、標準予防策、接触予防策を強化する。

・入院している患者さん、特に抵抗力が低下している非感染患者さんを別部屋へ保護する。

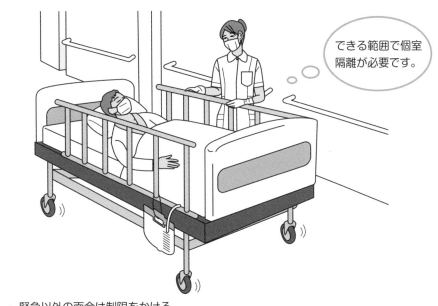

できる範囲で個室隔離が必要です。

・緊急以外の面会は制限をかける。

アウトブレイクを疑った時点での初動が、感染拡大防止のため非常に重要です。感染が拡大してから対応すると、どうしても後手にまわってしまいます。そして、多剤耐性菌の場合、治療が困難になることも多く、重症化することが多いのです。

ベテランナース

アウトブレイクの対応をしていても、感染拡大が止まらないときは、どう対応する?

院内感染対策を強化しても、新たな感染症患者が出た場合、感染症対策にどこか弱い部分があると判断します。その場合、院内だけではなく、地域のネットワークに参加している医療機関など、専門家に感染拡大防止の支援を依頼することが大切です。

●感染拡大防止のための情報整理

・いつ、どこで、どのくらいの数の患者さんが発生しているのか。

・臨床現場で、現在どのような感染症対策を行っているのか。

・発生している時間帯は、特にあるのか。

・重症化している患者さんの数。

アウトブレイクが終息したと判断する基準はあるの?

・潜伏期間を過ぎても、新たな感染症患者が出ない。

・今回の場合、多剤耐性菌の検査結果が、通常発生と同じくらい、もしくは下まわったとき。

このような場合には、終息したと判断します。潜伏期間後にも、しばらくは慎重に対応することが大切です。

医療従事者一人ひとりの、感染に対しての意識を高めることが必要です。医療従事者の手を介しての感染が圧倒的に多いので、感染症対策をより強化していくことが、非常に重要です。

ベテランナース

噴水様の嘔吐

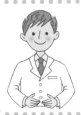

以下の事例について見ていきましょう。——70歳男性。憩室炎。絶食と抗生剤投与で、4人部屋で加療中。軽度の腹痛を訴えているが、自制内で経過していた。看護師が同室者の別患者さんの看護ケアをしていると、「急に気持ち悪くなってきた」と話し、ベッド上で噴水様の嘔吐をした。

看護師の初動は、どう対応する？

　憩室炎は、突然嘔吐をするような疾患ではありません。嘔吐をする原因は、いろいろ考えられますが、冬の時期、そして「噴水様の嘔吐」をした場合、ノロウイルスの感染を強く疑う必要があります。

●看護師の、ノロウイルスを疑う場合の初動対応

- ・少量のウイルスが入り込むだけで、容易に感染してしまうことを理解していること。

- ・同室の患者さんが動ける場合、すぐに部屋を退出してもらう。

- ・ADLで自立していない患者さんがいる場合、応援の看護師を呼び、同室の患者さんが部屋から退出できるように援助。

- ・患者さんの嘔吐が落ち着いたら、安静を保てるように声かけをし、一度退出。

- ・嘔吐物を処理する看護師は感染リスクが高い、ということを理解していること。

- ・手袋、サージカルマスク、ガウン、シューカバー、(嘔気症状が落ち着かないとき)ゴーグル、キャップを装着し、吐物の処理を行う。

●ノロウイルスの吐物処理範囲

・ベッドから噴水様の嘔吐をし、高さ1mくらいから嘔吐した場合を想定

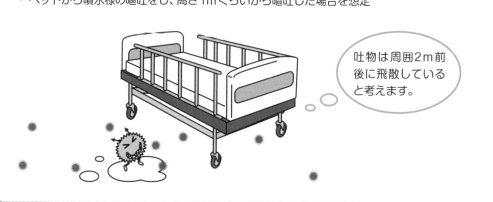

吐物は周囲2m前後に飛散していると考えます。

●ノロウイルスの吐物処理方法と次亜塩素酸ナトリウムの濃度

・冬の時期には、準備されているノロセットを使用。
（ノロセットの中身は、バケツ、ビニール袋、吐物を拭くためのガーゼ、次亜塩素酸ナトリウム、500mlのペットボトルなど）

▼次亜塩素酸ナトリウム

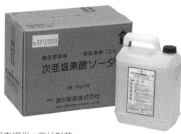

写真提供：高杉製薬

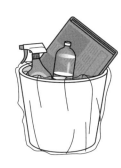

すぐ使用できるように、事前準備が大切です。

・0.1％次亜塩素酸ナトリウムが、直接の吐物処理に有効。

・0.02％次亜塩素酸ナトリウムは、医療器具や周囲の環境を毎日消毒する際に有効。

・0.1％次亜塩素酸ナトリウムをペットボトル500mlで作成する。水490ml＋次亜塩素酸ナトリウム10mlを入れると、約0.1％濃度ができあがる。

・個人防護具をつけ、ノロセットの準備ができたら吐物処理を行う。

・外側➡内側に吐物をかき集めながら消毒することで、飛散しないようにする。

・換気をするのを忘れない（空気感染を防ぐため）。

・個人防護具を外し、ビニール袋に入った吐物を処理。流水＋石けんの手洗いを行う。

寝衣やシーツなどの汚染したリネンは、どう処理するの？

吐物が付着して汚染されたリネンは、汚染がこれ以上拡大しないように処理をする必要があります。筆者が働いている病棟では、アクアフィルムという商品名の水溶性ランドリーバッグを活用しています。

アクアフィルムを使用することで、汚染されたリネンを完全に封じ込め、消毒するまでの感染経路を遮断することができます。

ただし、アクアフィルムは、水に溶けるようにできているので、取り扱いには注意しましょう。

●ノロウイルスに汚染されたリネンの消毒方法

・アクアフィルムが水に溶けるようにできているのは、そのまま消毒できるようにするため。

・85℃の熱湯洗浄を1分間、もしくは次亜塩素酸ナトリウムで消毒を行う。

嘔吐後、看護師としてどう対応する？

再び嘔吐する可能性があります。またノロウイルスの場合、症状が落ち着いてからもウイルスが便中に排泄されます。

そのため、接触感染を起こさないように、まわりの環境、特にトイレは消毒がいつでもできるようにしておきます。

消毒薬としては、0.02％次亜塩素酸ナトリウムをガーゼなどに染み込ませ、すぐ使用できる状態にしておくことが大切です。

ノロウイルスの場合、看護師の正しい初動が、他患者さんへの感染を防ぎ、アウトブレイクを防ぐことにつながります。

先輩ナース

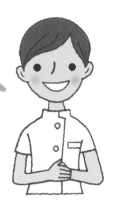

大部屋でのインフルエンザ発生

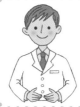 以下の事例について見ていきましょう。——80歳女性。冬の雪道を歩いていて転倒してしまい、大腿骨頸部骨折で大部屋に入院中。手術後のリハビリも順調に進み、元気に過ごしていた。ある日、突然39度台の発熱が見られた。翌日検査をすると、インフルエンザ陽性の検査結果が出た。

原則は個室隔離。部屋がない場合は、どう対応する？

雪が降る地域の医療施設では、ほぼ満床になるくらい患者さんの数が増加します。ということは、個室隔離ができない場合が多いので、大部屋をコホート隔離するのが、現実的な手段ではないかと思います。

●大部屋をコホート隔離するときの基準と同室患者さんの観察継続

- ・インフルエンザの主な感染経路は、飛沫感染だということを理解する。

- ・ベッドごとに、カーテンで隔離できるように対応する。

- ・現在の大部屋は4人部屋が多いと思われるため、そこまで心配はないが、ベッド間隔は1m以上離すようにする（飛沫感染を予防するため）。

- ・インフルエンザが発症していない同室患者さんの、症状観察を強化。

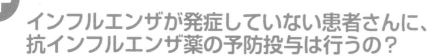

インフルエンザが発症していない患者さんに、抗インフルエンザ薬の予防投与は行うの？

　行う場合もあれば、行わない場合もあります。この線引きは難しいですが、インフルエンザが発症すると重症化する、つまりハイリスク患者さんの場合には、確実に予防投与を行います。

　また、インフルエンザ発症者が、

・咳やくしゃみといった、飛沫感染を起こす症状が強い
・濃厚接触が疑わしい状態（1m以内で接触した可能性が高い）

といった条件がそろったときにも、予防投与を行っていきます。

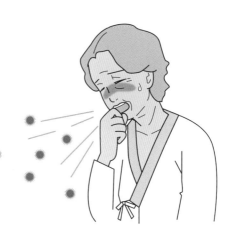

咳がひどい場合、早めの対応が感染拡大を防ぎます。

●抗インフルエンザ薬を予防投与したほうがよい、ハイリスク患者さんの基準

・65歳以上の高齢者

・免疫抑制剤の投与中（ステロイド治療中）や白血球などの数値が低いとき

・慢性肺疾患や心疾患を患っている

・癌の治療中

　このように、感染しやすい状態、または感染することで重症化しやすい状態にある患者さんには、予防投与を行ったほうがよいと考えられます。

針刺し事故

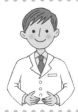 以下の事例について見ていきましょう。——70歳男性。肝細胞がんの治療中で、C型肝炎ウイルスを持っている。看護師が点滴を行うため、末梢静脈ルート確保をしたあと、バットに針を置いておいた。片付けをしているときに、誤って自分の指に針刺しをしてしまった。

 ## 針刺し後、看護師の初動は？

針刺しをしてしまった看護師は、とにかく激しく動揺しているはずです。自分が万が一、針刺しをしてしまった場合、または、同僚の看護師に針刺しをしてしまったと相談されたとき、対処方法を理解していることは、非常に重要です。

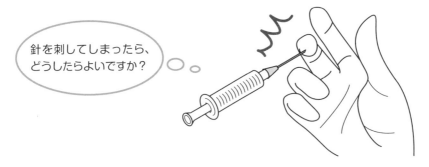

針を刺してしまったら、どうしたらよいですか？

●針刺し後、看護師の初動と理由

- 受傷部位から、できるだけ早期に血液を搾り出し、流水による洗浄を行う。
  （体内に入るウイルスの数を少しでも減少させ、感染率を下げるため）

- 血液を搾ることの有効性についてのエビデンスはないので、こだわりすぎないことが大切。

- 消毒薬を使用する、流水で過度に洗い流すといった行為は、炎症を起こしたり皮膚荒れの原因になるので、感染成立を助けてしまうことになる。

針刺し初動後、どう行動する？

●針刺し後の報告と一連の流れ

- 所属長に報告する。今回の場合、病棟での針刺し事故になるので、看護師長に状況報告をする。

- 今回の場合、C型肝炎（HCV＋）の患者さんの血液に曝露した可能性が考えられるので、受診する。

- HBVやHIVの場合には、予防投与が検討されるが、HCVには有効な予防処置は確立していない。

- 針刺し当事者に採血を行い、HCV抗体の有無、ALTなどの肝機能を定期的にフォローアップしていく。

- 定期的なフォローアップは、1か月、3か月、6か月、12か月目に実施されることが多い。

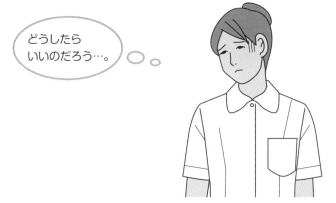

どうしたらいいのだろう…。

針刺し事故では、感染するかもしれないという大きな不安が、当事者を襲います。必要以上の関わりは、相手の不安を助長してしまいますが、同僚や所属長の精神的フォローは大切です。

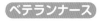

ベテランナース

針刺し予防の重要性

chapter 1で針刺し予防について述べましたが、改めて触れたいと思います。

針刺し事故を起こすと、自分の人生を一変させてしまうかもしれません。

今回の事例の場合でも、針刺し予防として、処置時に針捨て容器を一緒に持参し、針を適切に処理していれば、針刺し事故は起きませんでした。

面倒だと思うかもしれませんが、針刺し事故が起こるリスクを考えると、その手間を惜しんではいけないと思いませんか。

針刺し事故で、感染症がない場合は、どうなるの？

感染症の感度やウインドウピリオドについては、chapter 1の標準予防策の解説中で触れているので、確認してみましょう。

●針刺し事故で、感染症がない場合の対応と理由

- ・基本的には、HCV陽性時の対応と同じ。
- ・感染症がすべて把握できているわけではない。
- ・ウインドウピリオドの考え方。

つまり、感染症が陰性だとしても、知られていない感染症があるかもしれないし、感染症の感度が100％ではないということもあります。

感染症を引き起こす可能性が、わずかでもあるならば、定期フォローアップが必要ですよね。

自分の身は自分で守るしかありません。一つひとつの感染症対策には、必ず意味があります。その意味を理解しましょう。

ベテランナース

白血球減少による
免疫力の低下

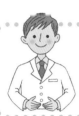

以下の事例について見ていきましょう。──80歳男性。胃がんのステージ
Ⅳで抗がん剤治療中。4人部屋にいる。本日の採血で白血球が500まで急激
に低下し、好中球も200まで低下していた。

看護師の初動は？

白血球が急激に低下、つまり骨髄抑制が起こっ
ていると判断します。そして、重症感染症を引き
起こしやすい状態であることを認識します。

●骨髄抑制を起こしている患者さんについての知識、看護師の初動

- ・白血球が1000以下、または好中球が500以下になると、グレード4の位置付けとなり、ただちに対応が求められる数値で感染リスクが高い。

- ・健康な人ならば影響を受けないレベルでも、この事例の骨髄抑制は、簡単に重症感染症を起こしてしまう。

- ・大部屋管理は、非常に危険。個室管理を原則とする。

- ・さらに個室を無菌室にして、感染リスクをいっそう下げるように対応する。

- ・小型無菌装置であるエンビラケア、エンビラクリーンを個室に設置し、無菌室を作り上げる。

初動対応後のG-CSF製剤投与とは？

感染症を起こしやすい状態、易感染状態なので、医師にG-CSF製剤の投与を検討してもらいます。

G-CSF製剤とは、好中球の分化増殖を促進し、好中球減少を食い止める薬剤です。

「グラン」という商品名で、臨床現場で使用されています。

好中球が減少＝G-CSFではありませんが、発熱性好中球減少症を起こしている場合には、有効な薬剤です。

発熱をしている場合には、抗生剤投与も同時に開始されるのが、スタンダードです。

患者さんの全身状態をアセスメントし、医師が選択していくので、覚えておきましょう。

無菌室に入るとき、注意することは？

易感染状態とは、あらゆる物品を介して、感染症を起こしやすい状態だということを理解しましょう。

食事についても、免疫力が低下している患者さん専用に、加熱食などを別に準備していきます。

看護師がケアで入室する際には、必ず標準予防策を入室前に行い、医療従事者を介した交差感染を起こさないように、最善の配慮が必要になります。

看護師自身が、感染源にならないように注意します。

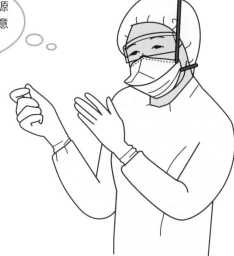

無菌室に入っている患者さんに、どう説明するの？

　過去に、患者さんが無菌室に入ったとき、「あー俺はいよいよだめなんだな。どうしたらいいんだ」というように、不安を訴えた患者さんがいました。正しい情報を伝えることが、患者さん自身の感染症対策にもなりますし、不安を軽減することにもつながります。

●無菌室に入っている患者さんに、感染症対策を伝える

・うがい、手洗いをこまめに行う。

・マスクは息苦しくならない範囲で、装着しておいたほうがよい。

・食事については、制約がかなりある。魚や肉などは細菌が含まれているので、生は禁止。野菜も生は禁止。加熱食にして、食器もきれいな状態でないと感染リスクがあることを伝える。基本的には、持参物はやめるようにし、家族に持参を頼むときには、看護師に声をかけてもらうように指導。

・免疫力が一時的に低下している状態なので、感染症状が出現しないように、万全の状態にしており、白血球が改善されれば元の部屋に戻れる、ということを伝える。

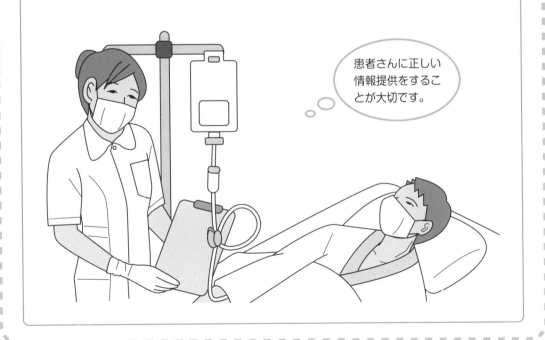

患者さんに正しい情報提供をすることが大切です。

感染症対策中の患者への面会

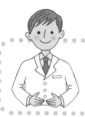

ここでは、冬の時期の面会について、感染症が発症している場合と、していない場合の2つの視点で書いていこうと思います。

冬季で、ノロウイルスやインフルエンザの流行時期。病棟では発症していない場合

・冬季で、ノロウイルスやインフルエンザの感染症対策中。発症している患者さんがいない場合。

・冬季で、数日前に患者さんがノロウイルス感染症を発症し、職員を含め数人の感染が確認された。

この2つの事例で考えてみましょう。

ここでの問題点は、外部から感染症を患者さんへ伝播してしまうことにあります。

だからといって、完全に面会遮断をするわけにもいきませんよね。

●家族や知人が面会に来たとき、看護師としての対応

・冬季でノロウイルスやインフルエンザの流行時期であることを伝え、患者さんとの面会時、必ずマスクと手指消毒を徹底するように伝える。

・面会者に咳や鼻水などの症状が見られ、感染するリスクが明らかに高そうな場合、面会を断る。（何か日用品で必要なものを患者さんから頼まれている場合、看護師が代わりに受け取り、患者さんに濃厚接触しないように対応する）

・患者さん自身に対しても、呼吸症状などがない場合は、マスクの着用、手指消毒を徹底し、うがいを行ってもらうように伝えていく。

冬季で、数日前に患者さんがノロウイルス感染症を発症し、職員を含め数人の感染が確認された場合

ここでの問題点は、患者さんから面会者へ感染を伝播してしまう恐れ、面会者から患者さんへ感染を伝播してしまう恐れ、という2通りの感染経路が考えられることです。

今回の事例では、数人の感染者が確認されていることから、アウトブレイクを起こすかもしれない事態になっていることがポイントになります。

●家族や知人が面会に来たとき、看護師としての対応

・病棟にノロウイルスが蔓延していることを伝え、面会制限を行う。

・家族が日用品を持ってきた場合には、対応は同じで、看護師に預けてもらい、できるだけ面会をしないように伝える。

・病棟内もしくは院内で、面会について共通認識を持つようにして、感染拡大を防ぐ。

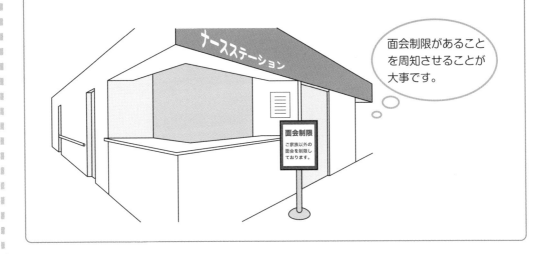

面会制限があることを周知させることが大事です。

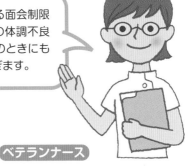

今回の事例のように、時期による面会制限以外に、易感染状態、発熱などの体調不良者など、感染リスクが高い状態のときにも面会制限を行い、感染拡大を防ぎます。

ベテランナース

結核患者の発生

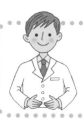 以下の事例について見ていきましょう。――85歳男性。肺炎の診断で、個室で治療を行っていた。胸部X-P上、異常陰影を指摘され、喀痰検査を実施すると、結核の診断がついた。

看護師としての初動は？

今回の事例の場合、肺炎も起こしているので、排菌をしているものと考えられます。

ということは、chapter 1で触れた空気感染を起こすので、空気予防策を行う必要が出てきます。

●結核患者さんの感染対応

- どんなことがあっても、個室隔離とする（今回の事例では、たまたま個室だった）。

- 患者さんに関わる看護師などは、すべてN95マスクを着用し対応する。

- 患者さんには、できる範囲でサージカルマスクを着用してもらう。

- 理想は陰圧の部屋への隔離となる。
  （陰圧にすることで、他の部屋へ空気が流れ込まないようにするため）

- 一般病棟では、陰圧にできる部屋が必ずあるとは限らないため、個室隔離とし、換気を十分に行った上で、医療用の空気清浄機を置き、空気感染を防いでいく。

結核発生後、どのような対応をしていく？

転院が理想ではありますが、他の疾患を抱えて、スムーズに転院を進めることができない場合も、臨床現場では多くあります。

●結核発生後の検討内容

- ・保健所へただちに届け出を行う。

- ・結核専門病院へ、転院。

- ・他の患者さんや看護師が接触し感染した可能性について情報収集。

- ・結核患者さんへ接触した人を対象に、健診を行う。

筆者が働いていた病院でも、1例だけ結核を発症した患者さんがいました。ターミナル期の患者さんであったため、閉鎖していた病棟に患者さん1名だけ収容し、厳重に管理し看取ったケースがありました。

結核患者さんの周囲の環境に、消毒は必要？

結核患者さんが入院していたとしたら、どのように周囲の環境を整えていけばよいでしょうか。確認していきましょう。

●結核患者さんの周囲の消毒について

- ・基本的に空気感染しかしないので、接触感染は起こさない。なので、一般的な清掃と消毒で問題ないと判断。

- ・床やカーテンについても、一般的な清掃で問題ない。ただし、目に見える喀痰がついている場合、乾燥すると結核菌の飛沫核が発生する場合があるので、取り除く必要がある。

- ・空気感染を防ぐため、とにかく換気の回数が重要になる。

個室隔離とし、患者さんにサージカルマスクを着用してもらいます。

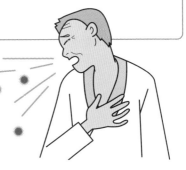

帯状疱疹の患者さんが入院

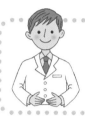
以下の事例について見ていきましょう。——75歳女性。前日より神経がピリピリするような痛みが続き、上半身に水疱が出てきたため、皮膚科受診。帯状疱疹の診断で入院となる。

✚ 水痘・帯状疱疹ウイルスの基礎知識

帯状疱疹の感染症対策を実行する前に、まず、基礎知識を覚えましょう。

- 主に接触感染だが、空気感染も起こりうる。

- 標準予防策を基本に、接触予防策、場合によっては空気予防策も必要になる。

- 個室隔離とし、水疱が乾燥、痂皮化（2週間くらい）したら、隔離解除とする。

> 特に接触感染に注意します。

> 水疱にウイルスが多く含まれているので、破れてしまうと多量のウイルスが放出します。空気感染もしますが、主に触れる可能性が高いので、特に接触感染に注意が必要です。

ベテランナース

帯状疱疹の患者さんが入院したら、感染症対策は？

治療としては、抗ウイルス薬の投与、痛み止めの内服（神経痛がひどい場合は増量）などをして、対応していきます。今回は、感染症対策を主に書いていきます。

●帯状疱疹患者さんの感染視点での対応

- 個室隔離を行い、他の患者さんに感染しないように配慮する。

- 今回の事例では、上半身に水疱が出現しているため、ガーゼで保護をし、水疱が破れないようにしていく。

- 看護師の中に妊婦がいる場合、ウイルスが伝播すると、生まれてくる赤ちゃんが水疱瘡など様々な病気を発症する恐れがある。基本的には、患者さんを受け持たないように配慮する。

- 看護師は、部屋に入室する際には、手袋、マスク、ディスポエプロンの個人防護具を必ず装着し、特に接触予防策を強化して、対応していく。

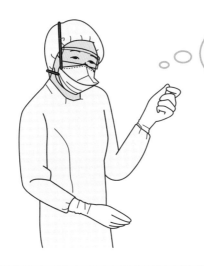

感染しないように、個人防護具の着用を徹底します。

どの事例にもいえることですが、感染経路を把握し、正しい感染予防策を行うことが、自分自身を守ることになり、感染拡大の防止にもつながります。

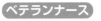

ベテランナース

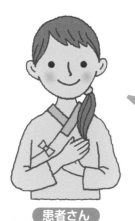

個室隔離というだけで不安があります。帯状疱疹の神経痛が続くと、本当に痛みが治るのかという不安も出てきます。いつまで隔離が必要なのか、教えていただきたいです。

患者さん

column

感染症対策に無関心な職員にどう接していく？

　医師や看護師の中で、感染症対策にあまり関心がない方を、臨床現場で見かけます。確かに感染症は目に見えないですし、適切な手指衛生を行ったのか、判定しづらい分野ではあります。

　しかし、感染症対策をすべての医療従事者が徹底して行わないと、院内感染につながってしまいます。それでは、どうしたら関心を持ってもらうことができるのでしょうか？

　効果的な方法は、その職員が興味を持っていることに絡めて情報を提供することです。例えば、手指衛生の講習会には興味がないけれど、抗菌薬の適切な使用方法には興味がある、という人なら、そのテーマの講習会に参加してもらうのです。その講習会の中に、手指衛生の話も混ぜることで、知らないうちに学習することになりますよね。

chapter 6

様々な場所での感染症対策をマスターする

....

いままでは、主に病棟での
対応について書きました。
さらに知識を深めるために、
様々な場所での感染症対策を
覚えていきましょう。

外来での感染症対策

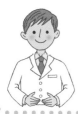

ここからは、各部署での感染症対策について触れていきます。場所ごとに、感染症対策の力を入れるポイントが違ってくるので、覚えておくと感染症対策の知識が広がります。

外来は、1日に多くの患者さんが来院する、病院の窓口のようなところです。診断がついている慢性期患者さんの通院から、急性期症状が見られる患者さんまで、様々な方が来ます。大事なポイントは、科にもよりますが、咳による飛沫感染症対策です。

外来における、感染症対策の基本

慢性期患者さんの場合には、病状が落ち着いていることが多いです。一方、急性期症状が出ている患者さんの場合には、診断がついていないので、どんな感染症を患っているのかわかりません。特に重要なのは、「咳エチケット」についてです。

●外来患者さんに対しての、基本感染症対策

- ・マスクは常時着用し、飛沫予防策を行う。

- ・外来待合室で、咳を頻繁にしている人には、マスクの着用を徹底する。

- ・ノロウイルスやインフルエンザなどの感染症が疑われるときは、可能な限りその患者さんを別室に移動させる。

- ・点滴や処置を行う際には、必ず標準予防策である手袋、マスク、(処置内容によって)ディスポエプロンを装着し、自分自身の防護を忘れない。

- ・外来患者さんは、どんな感染症を患っているか不明であるため、リスクが高いということを理解しておく。

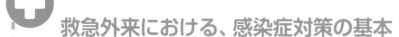

救急外来における、感染症対策の基本

　超急性期の状態で運ばれてくる救急外来ですが、基本的な考え方は外来と同じです。大きく違う点としては、外傷による血液曝露が多い、外来よりも処置が圧倒的に多い、緊急を要する場合が多い、などの理由で感染リスクが高まることが挙げられます。

●救急外来患者さんに対しての、基本感染症対策

・どんな患者さんが来るかわからないため、標準予防策の徹底を基本とする感染症対策を行う。

・緊急を要する場合、感染症対策が疎かになりやすいので、注意をする。

・患者さんの病状を観察し、特定の感染症が疑われると判断した場合、標準予防策に追加して、必要な感染症予防策を行う。

・冬季で嘔吐や下痢、突然の発熱の場合、ノロウイルスやインフルエンザを真っ先に疑い、感染症対策を行う。

外来・救急外来における、感染症対策の考え方

　外来患者さん同士で、感染症を伝播させないように、マスク着用の目的を説明し、実際に着用してもらうことが大切です。

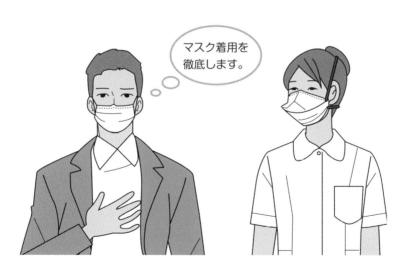

マスク着用を徹底します。

　外来看護師は、どんな感染症の患者さんが来院するかわからないという考え方を持つことで、標準予防策を徹底することができます。

手術室での感染症対策

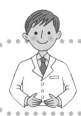

厳重な感染症対策を行っているのが、手術室の特徴といえます。手術室では、どのような形で感染症対策を行っているのか、覚えていきましょう。

手術室における、感染症対策の基本

手術室の感染症対策においては、医療従事者の手指消毒、環境が大切なポイントになります。

●手術室における、手指消毒の基本

・石けんと水道水による手洗いを行う。
（滅菌水ではなくてもよいとされている）

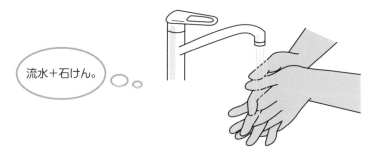

流水＋石けん。

・石けんと水道水で手洗い後、さらに擦式消毒用アルコールを併用する。

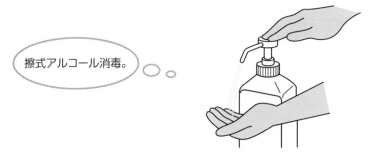

擦式アルコール消毒。

・ブラシは、皮膚を損傷する、すべての常在菌を取り除くことは難しい、といった理由で、基本的には使用していない。

手術室は、環境が大事

　手術中、患者さんに対しては、常に無菌操作で手術が進んでいきます。当然、環境も清潔が保たれていないと、清潔区域とはいえません。

●手術室の感染症対策における環境基準

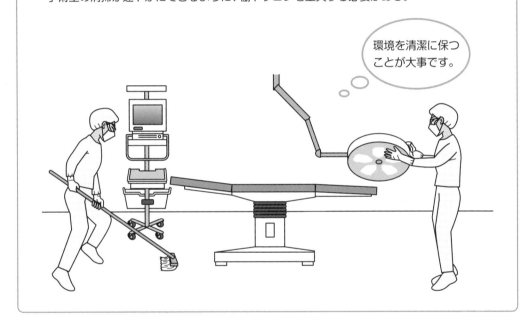

・手術開始前、手術終了後には、必ず清掃が行われる。

・感染症がある場合、目に見える血液や滲出液の汚染などが多い場合には、手術と手術の間にも清掃が行われる。

・手術室の清掃が速やかにできるように、棚やワゴンを工夫する必要がある。

環境を清潔に保つことが大事です。

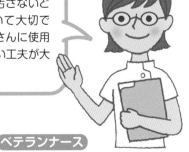

極力、床にものを落とさない、汚さないという意識が、感染症対策において大切です。ガーゼや縫合糸など、患者さんに使用したものは、なるべく落とさない工夫が大切です。

ベテランナース

内視鏡室での感染症対策

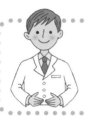

内視鏡検査は、医療施設によって、1日数十件行っているところもあります。ここでの感染症対策のポイントは、自分自身を守る個人防護具、内視鏡の洗浄に関することが主になります。

✚ 内視鏡の洗浄と消毒が大切

内視鏡は、胃カメラ、大腸カメラというように、消化管の観察、処置をするために使用します。当然、使用後は菌が付着している場合が多く、適切な処理をしないと感染源となってしまいます。

●内視鏡の洗浄と消毒

- ・有機物を除去する洗浄を行うことで、初めて消毒効果が得られる。

- ・消毒だけを行うと、有機物を除去できていないため、消毒が適切に行われず、消毒効果を正しく得ることができない。

- ・自動洗浄機は、メーカーによって違いがあるが、セットを正しく行うことで、故障を予防し、正しい消毒ができる。

- ・内視鏡には様々な菌がいる可能性があることを理解し、洗浄・消毒時には、個人防護具を着用すること。

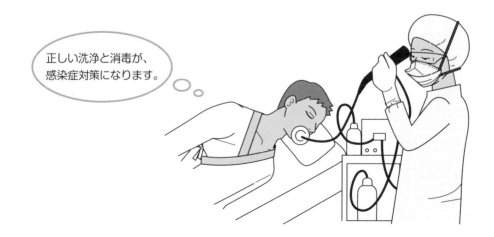

正しい洗浄と消毒が、感染症対策になります。

内視鏡の消毒後の保管

・内視鏡の消毒後、清潔なタオルで十分に水分を拭き取る。

・キャビネットに、垂直に吊り下げる。
（固定の仕方があるので、抵抗がないように吊り下げることが、故障予防になる）

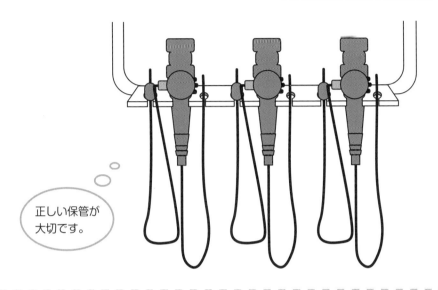

正しい保管が大切です。

内視鏡介助時、個人防護具の必要性

・ 内視鏡介助時は、患者さんに触れる機会が多いため、標準予防策は基本。

・ 処置内容によっては、患者さんの体動が強く、体動を抑えながら行う処置も多いことを理解する。

・ 基本的に、手袋、マスク、ディスポエプロン、ゴーグルは毎回着用する。

内視鏡介助、洗浄、消毒のどの場面でも、個人防護具を着用してから行うことが、自分自身の感染防止のために大変重要です。

ベテランナース

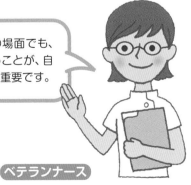

採血室での感染症対策

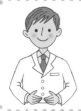

外来患者さんの病状を確認するために、採血室では、血液検査が1日数十〜数百件行われています。当然、血液に触れる機会が多い一方で、どのような感染症を患っているか把握できません。採血時の感染症対策と検体採取後の感染症対策について覚えていきましょう。

✚ 採血室で、患者さんから採血するときの感染症対策

多くの患者さんが来て忙しくなると、早く採血を終わらせようとして、感染症対策が疎かになりがちです。自分自身や患者さんへの伝播を防ぐためには、適切な感染症対策が必要です。

●採血室での感染症対策の基本

・元気そうに見えても、どのような感染症を患っているのか不明なので、感染症対策を徹底すること。

・1患者1手袋を徹底する。
（自分自身の防御になったとしても、手袋を交換せずに採血を繰り返すと、病原微生物を患者さんに伝播させてしまうため。また、手袋にピンホールが発生し、そこから感染する恐れが生じる）

・標準予防策であるマスクの常時着用。
（採血室を訪れる患者さんが、咳による飛沫感染を起こさないという保障はないため）

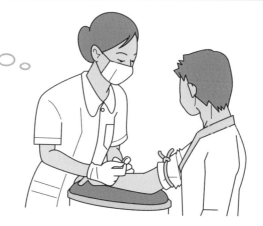

1処置1手指消毒を徹底します。

検体採取後、検査室での感染症対策

採血以外にも、喀痰検査、尿便検査など、様々な検査がありますよね。検査に出すということは、何か病原微生物がいないか探すということなので、検査室までの運搬、検査室での取り扱いは、感染症対策の上で大変重要となります。

●検体の運搬と検査室での取り扱い

・採取した検体は、ビニール袋に入れて直接触れないようにする。
（検体の外側も汚染している可能性があるので、触れる際には手袋を着用する）

・検体を分注するときに、血液や排泄物の汚染が十分考えられるので、手袋の着用は必須となる。

・細菌検査を行う際にも同様で、手袋、マスク、ガウンを装着し、標準予防策を行う。

・安全キャビネットを使用して、外部へ病原微生物が飛散しないように取り扱う。

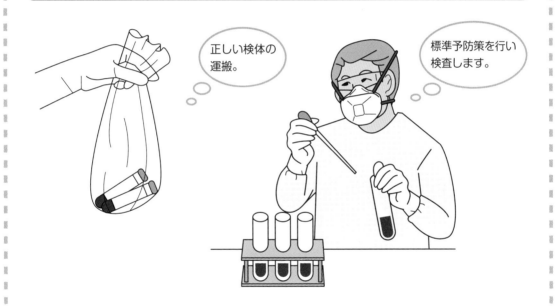

正しい検体の運搬。

標準予防策を行い検査します。

正しい感染症対策をすることで、自分自身の身を守り、医療従事者の手を介した感染を防ぐことができます。

ベテランナース

介護施設や療養型病院での感染症対策

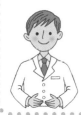

在宅での生活が困難なために介護施設で日々を過ごす方や、急性期の治療を終え、何らかの理由で在宅での生活ができずに療養型病院で過ごす方が対象です。高齢者に多く見られるものとして、清潔さを保つためのセルフケア不足や免疫力の低下などが挙げられます。清潔ケアの援助、感染症を起こさない環境づくりが大切です。

介護施設における、感染症対策の基本

介護施設や療養型病院には高齢者が多く、何かしらの介助が必要なことが多いのが特徴です。清潔ケアの介助は、感染症対策において大切となります。

●清潔ケアを行うことが、感染症対策の基本

・尿便失禁をしている方に対しては、オムツ交換と同時に陰部洗浄を行い、清潔を保つ。

・陰部洗浄に使用するボトルは、1人に対して1本を原則とする。
（汚染したボトルを介して、感染症を引き起こすため）

・清潔ケア時には、手袋、マスク、ディスポエプロンを装着し、標準予防策を行い、自分自身の身を守る。

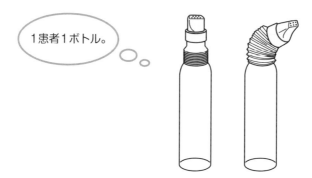

1患者1ボトル。

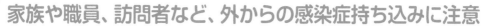

家族や職員、訪問者など、外からの感染症持ち込みに注意

介護施設や療養型病院を利用している高齢者が、ノロウイルス、インフルエンザなどの感染症を発症すると、施設内でアウトブレイクを起こす危険性があるため、感染症対策を常時行うことが非常に大切です。

●外部からの感染症持ち込み対策

・職員については、利用者に接触する際、標準予防策を徹底し、職員からの伝播を防ぐ。

・家族や訪問者に関しては、マスクを着用してもらい、利用者に接触する前には、擦式アルコール消毒などの感染症対策を行ってもらう。

・冬季に毎年流行するノロウイルス、インフルエンザの時期には、面会者に対して感染症の症状が見られないか確認し、疑わしいときには面会制限を行う。

・施設内で感染症が発生した場合には、個室隔離などを検討し、他の利用者に伝播しないように注意していく。

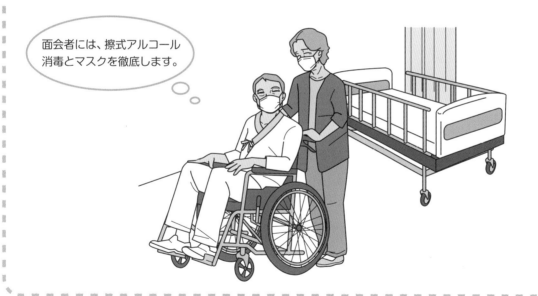

面会者には、擦式アルコール消毒とマスクを徹底します。

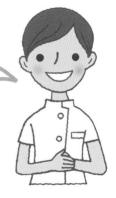

感染症が疑われる症状のときには、ひとりで判断せずに施設内で情報を共有し、全体を把握した上で、個室隔離などの感染症対策を行うことが大切です。

先輩ナース

6

様々な場所での感染症対策をマスターする

139

リハビリテーションでの感染症対策

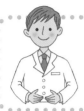

リハビリテーションでは、入院患者さん以外に外来患者さんのリハビリも行います。そして、患者さんに直接接触する機会が圧倒的に多いことから、感染症対策は非常に大切になります。

✚ 標準予防策を常に行うことが、感染症対策の基本

外来患者さんの場合には、どんな感染症を患っているのかわからないですし、入院患者さんにおいても、同様にすべての感染症が判明しているわけではありません。

●リハビリを行う上での、感染症対策の基本

- ・1患者1手指消毒を基本とする。

- ・目に見える汚れがある場合には、流水＋石けんの手洗いを行う。

- ・患者さんにも、手指衛生などの感染症対策を一緒に行ってもらう。

- ・咳や痰が出る可能性のある患者さんの場合は、患者さん、職員の両方がマスクを着用し、飛沫予防策を行う。

- ・咳が出続けている場合には、通常の訓練室ではなく、別室で行う配慮が必要。
  （訓練室だと多くの患者さんがいるので、飛沫感染リスクが高まるため）

1リハビリ1手指消毒を徹底します。

MRSAや創部の滲出液が多い場合、リハビリはどうする？

・ 接触感染の可能性が高い場合、標準予防策に追加して、接触予防策として未滅菌手袋を装着する。

・ リハビリ後には、必ず流水＋石けんによる手洗いを実施する。

・ 擦式アルコール消毒も、手洗い後に行うと、より確実な感染症対策となる。

訓練室が、清潔な環境であることが大事

リハビリを行うときには、訓練室の様々な器具を使用しますよね。使用するということは、手を介して、少しずつ菌が付着することを意味します。清掃を毎日行うことは、感染予防の視点において、とても大切です。

・1日1回、リハビリがすべて終了したら、訓練器具の汚れを落とす。
・血液が付着した場合には、汚れを落としたのち、消毒を行う。
（十分に汚れをとらないと、消毒効果が薄れてしまうため）

清潔な環境に整えることが、感染症対策に必要です。

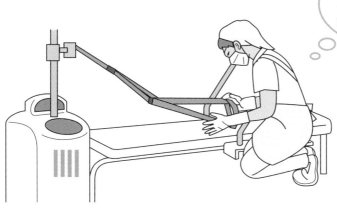

部署は違っていても、標準予防策を基本として行い、追加の感染症対策が必要なときに、適宜、対策を増やしていく、というように考えていれば困らないです。

ベテランナース

外来化学療法センターでの感染症対策

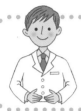

外来化学療法を行っている患者さんは、健康な方と比較すると、免疫力が低下している可能性が高いです。つまり、感染症を発症しやすい状態になるので、標準予防策は必須になります。

健康な人より免疫力が低下している、と考えて感染症対策を行う

外来化学療法前には、採血を行い、白血球や炎症反応などを確認し、医師が診察をしてから抗がん剤を投与されるのが一般的です。

- 医師が抗がん剤の投与を許可しているため、一定の白血球数は維持できていると判断されるが、骨髄抑制が少なからず発生していることを理解する。

- 医療従事者を介して感染症を引き起こすことのないよう、標準予防策を徹底する。

- 抗がん剤投与時の病原微生物の曝露で多いのが、医療従事者の皮膚に付着するかたちであることを理解し、手袋、マスク、ディスポエプロンを装着し、防護することを必ず行う。

- 必要以上に人の出入りをしないように配慮する。
  （外部からの感染症持ち込み予防のため）

- 患者さんにマスクを着用してもらい、予防行動をとってもらう。

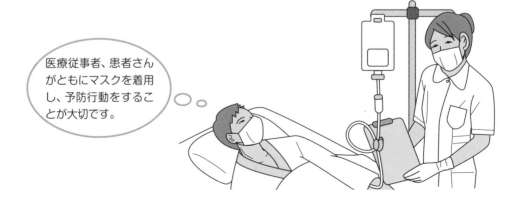

医療従事者、患者さんがともにマスクを着用し、予防行動をすることが大切です。

病室の日常清掃と
感染症リスクがある場所

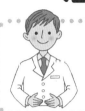

筆者が働いている臨床現場では、清掃業者が毎日床掃除をしてくれています。病室を清潔に保つためには、とても大切なことです。感染症対策という視点で考えてみると、どのような清掃が大切でしょうか？

✚ 通常の床掃除は、ふだん家で掃除をしているレベルでよい

「病院だから、消毒薬を使用してきれいに保たないと」

消毒薬を使用すると、きれいになるというイメージがありますが、あまり意味がありません。

●感染症対策において、床掃除の基本的な基準

- ・床は、ふだんあまり触れる場所ではないため、病原微生物が伝播する可能性は非常に低い。そのため、通常の清掃レベルで、問題ない。

- ・常識の範囲で、床の清掃を行うとよい。できれば、1日1回清掃ができると、よい療養環境づくりができる。

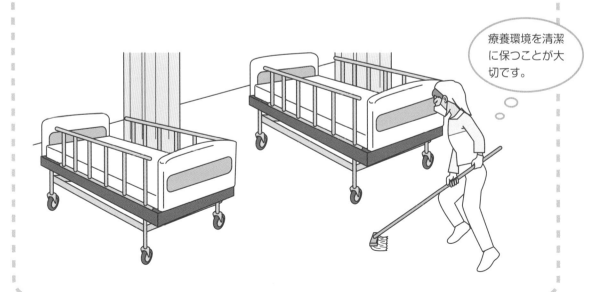

療養環境を清潔に保つことが大切です。

床以外の高頻度で触れる場所の清掃は？

　接触感染の予防レベルでなければ、基本的には1日1回の清掃を行うかたちでよいです。ノロウイルスやCD陽性などの接触感染を予防する場合には、高頻度で触れる場所を消毒したほうがよい、ということを理解しましょう。

●患者さんが高頻度で触れる場所

- **ベッド柵**：ベッドからの転落を防ぐために使用。出入りをするときに、手を触れる場面が多い。

- **オーバーテーブル**：ベッドに入れるテーブルのようなもの。コップや本、食事を置くなど、様々な場面で使用する。

- **床頭台**　：テレビや日用品を置くところ。手に触れる機会も多い。

- **ドアノブ**：医療従事者、患者さんが出入りをするとき、手に触れる機会が多い。

- **個室の備え付けトイレがあれば、手すりや便座**：排泄物が手に付着し、手すりや便座についている可能性が高い。

- **カーテン**：咳やくしゃみがあれば、飛沫がついている可能性がある。汚染した手で触れれば、直接汚染している場合が多い。

- **窓周囲**　：窓は患者さんや面会者など、様々な人の手が触れる機会が多い。

- **点滴スタンド**：患者さんの手、医療従事者の手に触れる機会が多く、汚染されている可能性が高い。

日々の看護業務が忙しく、清掃に関して疎かになりがちです。きれいな病室環境を整えることは、感染症対策としてはもちろん、日々の生活を送る環境を提供する意味でも、大切なことです。

ベテランナース

汚染したリネンの管理

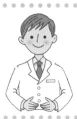

臨床現場においては、定期的に寝衣を交換しますよね。ベッド上で、尿便失禁をしてシーツが汚染することもあります。採血時や留置針を挿入するときに、血液汚染をすることもあります。医療施設の基準を理解し、汚染したリネンの処理方法を理解する必要があります。

目立った汚染のない、交換後の寝衣やシーツの取り扱いは？

清潔なリネンと汚染したリネンの取り扱いの違いを理解すると解決できます。

- 病原微生物が付着している可能性が低いため、そのままランドリーカートに入れる。

- スタンダードプリコーションの考え方より、汗以外の汚染は感染リスクがあるとみなす。
  （今回は清潔リネンなので、感染リスクはないと判断できる）

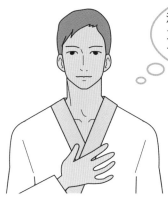

汗以外の汚染は、感染リスクがあることを覚えておきましょう。

✚ ベッド上で尿便失禁をして、寝衣とシーツを交換した。感染症はないようだけど、汚染したリネンの取り扱いは？

　動けない患者さんにはオムツをあてていると思いますが、下痢だったり尿量が多くて、汚染してしまうことがありますよね。その際には、どう処理したらよいでしょうか。

●尿便失禁をした汚染リネンは、どう処理するか

- ・汚染リネンは、感染リスクがあることを理解する。

- ・手袋とマスク、ディスポエプロンを装着し、汚染物が飛散しないように注意しながら、ビニール袋に入れて、静かに閉める。

✚ 感染者の血液や吐物が付着したリネンの取り扱いは？

- ・ノロウイルスについて解説したときに触れましたが、商品名でいうとアクアフィルム、水溶性ランドリーバッグに入れて、完全に密封します。

- ・アクアフィルムは65℃以上で溶けるので、80℃以上の熱水消毒を10分行うことで、完全に消毒することができます。

手袋、マスク、ディスポエプロンを装着して対応します。

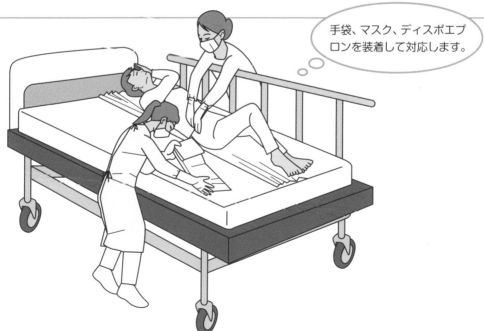

感染性廃棄物の処理方法

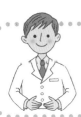

看護師の基礎知識として、ゴミの分別は必須な知識です。針の処理を間違えると、思わぬ針刺し事故につながります。感染性廃棄物の処理について、覚えましょう。

➕ 感染性廃棄物の処理基準は？

　病院では、様々な医療廃棄物が出てきます。その中でも、感染性廃棄物の基準を覚えておくことは、大切です。

- ・大きく分けて、血液汚染があるのかないのかで判断する。

- ・血液汚染がない場合には、「燃えるゴミ」、「燃えないゴミ」、「産業廃棄物」、「空の点滴やバイアル、アンプル」に分別する。

- ・血液汚染がある場合には、感染性廃棄物としてすべて処理。

- ・医療施設によって違いがあると思われるが、ガーゼやシリンジに血液が含まれるもの、注射針や輸液セットの針などに分けることができる。

- ・筆者が働いている臨床現場では、血液汚染のあるものをまとめて感染性廃棄物として処理している。

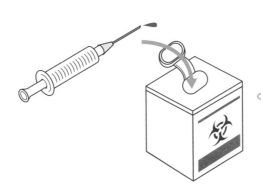

血液汚染した医療ゴミは、すべて感染性廃棄物として処理します。

インフルエンザや
ノロウイルスに
自分が感染したら

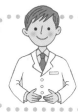

冬季になり、インフルエンザやノロウイルスの感染症対策をしていても、自分自身やまわりの職員が感染症を発症してしまうことはありますよね。職員が発症したら、どれくらい休まないといけないか、確認しておきましょう。

➕ 職員がインフルエンザを発症したら、いつまで就業制限があるの?

学校の生徒の出席停止期間は、学校保健安全法施行規則によって、

・発症後5日間
・解熱後2日間

というように定められています。医療機関においても、この2つを両方クリアして初めて仕事に復帰できるのが一般的です。医療施設によって、決められた内容に差があるので、自分自身の勤務先の規則を確かめておくとよいでしょう。

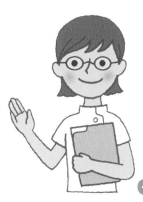

もし発症した翌日に解熱したとしても、ウイルスの感染力は強いままです。たとえマスクを着用していても、周囲の人への感染を完全には防げないので、解熱後2日間というだけでは、感染予防には不十分となります。

ベテランナース

職員がノロウイルス感染症を発症したら、いつまで就業制限があるの？

では、ノロウイルスではどうでしょうか。インフルエンザと違い、学校の生徒についても明確な規制はありません。それは、感染経路が違うことが理由と考えられます。

- ・ノロウイルス感染症の症状である嘔吐や下痢が落ち着いても、最低でも1週間以上は、便中にウイルスが潜んでいる。

- ・仕事をしている上で、長期間休むのは現実的に厳しい。

- ・糞口感染＊が、ノロウイルスの感染源だと考えると、嘔吐や下痢が落ち着いたら、仕事をすることは可能。

- ・排便後の便座周囲の環境を毎回消毒し、流水＋石けんによる手洗いを行うように厳重に指導すること。

医療施設の方針に従うかたちが間違いないですが、基本的な対応としては上記のとおりです。

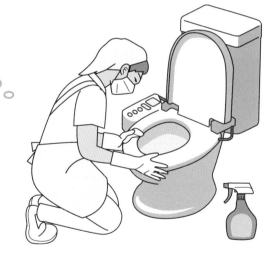

排便後は、次亜塩素酸ナトリウムなどの消毒薬で、きれいにしましょう。

＊**糞口感染**　宿主の糞便から、他の宿主へと口腔を介して伝播する感染。

参考文献

● 『感染対策 ズバッと問題解決 ベストアンサー171』
　一般社団法人日本感染管理ネットワーク、メディカ出版、2011年刊

● 『図解でわかる！ みんなの感染対策キホンノート』
　インフェクションコントロール編集室、メディカ出版、2014年刊

● 『感染対策 らくらく完全図解マニュアル』
　インフェクションコントロール編集室、メディカ出版、2009年刊

● 『いまさら聞けない 感染対策の常識 完全版』藤田烈、メディカ出版、2007年刊

● 『臨床ですぐ使える感染対策エビデンス集＋現場活用術』
　矢野邦夫・森兼啓太、メディカ出版、2010年刊

● 『現場ですぐ使える 洗浄・消毒・滅菌の絶対ルール227＆エビデンス』
　大久保憲、メディカ出版、2009年刊

● 『INFECTION CONTROL 2015. 4』掲載「手指衛生」斉藤麻里、メディカ出版、2015年刊

● 『感染対策の必須テクニック117』洪愛子、メディカ出版、2010年刊

● 『感染対策に役立つ臨床微生物 らくらく完全図解マニュアル』大塚喜人、メディカ出版、2011年刊

● 『あらゆる症例に対応できる！ 消化器がん化学療法』室圭・加藤健・池田公史、羊土社、2015年刊

● 『医療者のための結核の知識 第4版』四元秀毅・山岸文雄・永井英明、医学書院、2013年刊

索引

【著者略歴】
大口 祐矢 (おおぐち ゆうや)

2011年 国立名古屋大学医学部 保健学科 看護学専攻卒業。
　　　　看護師資格、保健師資格を取得。
2011年 某国立病院勤務。
2018年 愛知医科大学大学院 看護学研究科 修士課程修了
2020年 神戸女子大学 看護学部助教

外科、血液腫瘍内科、神経内科などで看護師として勤務をする傍
ら看護学生を対象にしたオンライン看護塾「根拠がわかる看護義
塾 http://kango.pw」を開校。根拠に基づいた説明と解説によ
り、分かりやすさが評判となり、利用者数は月間30万人を超え
ている。

【編集協力】
株式会社 エディトリアルハウス

【本文キャラクター】
大羽 りゑ

【本文イラスト】
加賀谷 育子

看護の現場ですぐに役立つ
感染症対策のキホン [第2版]

発行日　2020年 9月10日　　　　第1版第1刷

著　者　大口 祐矢

発行者　斉藤 和邦
発行所　株式会社 秀和システム
　　　　〒135-0016
　　　　東京都江東区東陽2-4-2　新宮ビル2F
　　　　Tel 03-6264-3105（販売）Fax 03-6264-3094
印刷所　三松堂印刷株式会社　　　　Printed in Japan

ISBN978-4-7980-6262-4 C3047